Carl Rogers
Être vraiment soi-même

L'Approche Centrée sur la Personne

Groupe Eyrolles
61, bd Saint-Germain
75240 Paris cedex 05

www.editions-eyrolles.com

Avec la collaboration de Pascaline Giboz

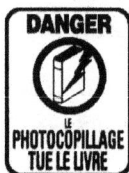

© Groupe Eyrolles, 2012
ISBN : 978-2-212-55291-1

Geneviève Odier

Carl Rogers
Être vraiment soi-même

L'Approche Centrée sur la Personne

EYROLLES

Sommaire

Remerciements VII

Préface IX
   La renaissance de l'Approche Centrée sur la Personne IX
   L'œuvre XI

Introduction 1

Chapitre 1 : **Quelques éléments biographiques** 7
   Les premières années 8
   Un chercheur en puissance 9
   Un voyage capital 11
   Une nouvelle direction 13
   Se libérer des dogmes 15
   Des années décisives 19
   Ancrage empirique et théorique 21
   Du Wisconsin à La Jolla 22

Chapitre 2 : **L'émergence de l'Approche Centrée
sur la Personne** 25
   Le contexte de la naissance de l'approche 26
   Sur l'impulsion de Rogers 31

Chapitre 3 : **Les convictions de Rogers** 41
   Les présupposés de base 42
   La relation thérapeutique 48
   La conception de la personne 51
   La notion d'organismique 53
   Conscience de soi 55
   L'importance de l'expérience 59
   Le respect du client 61

Chapitre 4 : **La méthode**.. 65
  Le climat.. 67
  Les attitudes.. 69
  La présence 94
  L'écoute... 97
  La non-directivité.. 98

Chapitre 5 : **Les qualités du thérapeute**............................. 103
  Intégration des attitudes... 104
  Être vraiment soi-même.. 106
  Présence à l'autre 107
  L'intuition 109
  Utilisation du Soi... 110
  Responsabilité.. 119

Chapitre 6 : **Finalités et processus dans l'Approche Centrée
sur la Personne**... 123
  Finalités.. 123
  Processus 132

Chapitre 7 : **La pratique**.. 149
  Soutenir les prises de conscience....................................... 152
  Reconnaître les sentiments 160
  Illustration d'un moment de changement 170
  Le moment de la séparation 176

Chapitre 8 : **L'héritage de Carl Rogers**.............................. 179
  De la pratique à la théorie 182
  De l'expérience individuelle à l'expérience de groupe 183
  Évolution des concepts 185
  Application de l'Approche Centrée sur la Personne
  dans d'autres champs d'activité 194

Conclusion 197
Bibliographie 201

Remerciements

Mes remerciements vont à Elisabeth Kremer, directrice pédagogique de l'IFRDP, institut de formation et de recherche pour le développement de la personne, dont l'initiative a permis la rencontre avec les Éditions Eyrolles.

Je remercie également Françoise Ducroux-Biass pour sa présence fidèle et stimulante, et sa disponibilité qui m'ont été précieuses, ainsi que Alberto Segrera pour avoir si spontanément accepté de rédiger la préface.

Et enfin, je remercie toutes les personnes qui m'ont encouragée, aidée et soutenue pendant la rédaction de cet ouvrage, principalement : Brigitte Daviot, Marc Tocquet, Angela Nughues-Schmid, mon mari Daniel Odier et mes amis proches.

Préface

La renaissance de l'Approche Centrée sur la Personne

Ce n'est pas par hasard si le livre de Geneviève Odier paraît en ce moment. L'intérêt pour l'Approche Centrée sur la Personne, élaborée par Carl Rogers et développée depuis lors par de nombreux chercheurs et praticiens du monde entier, vit au début de ce nouveau siècle une renaissance au niveau mondial.

Ainsi, les forums internationaux sur l'Approche Centrée sur la Personne ont été initiés au Mexique en 1982. Le onzième Forum vient de se tenir en Russie en 2010 et le douzième aura lieu au Brésil en 2013. L'Association mondiale pour la psychothérapie et le Counselling Centrés sur la Personne et Expérientiels, fondée au Portugal en 1997, vient de réaliser l'année dernière sa neuvième conférence mondiale à Rome et annonce la prochaine conférence pour 2012 aux Pays-Bas, elle publie en langue anglaise *Person-Centered and Experiential Psychotherapies*, dont le volume 11 correspond à l'année 2012.

Aux États-Unis, berceau de l'approche, la renouvelée Association pour le Développement de l'Approche Centrée sur la Personne (*Association for the Development of the Person-Centered Approach*), fondée en 1986 avec la présence de Rogers, célèbre cette année ses vingt-cinq ans d'existence avec sa réunion annuelle à Chicago, lieu où Rogers a développé d'importants éléments de sa théorie ; l'Association publie en anglais *Person-Centered Journal*, actuellement au volume 19.

Dans la région ibéro-américaine (Amérique Latine, Espagne et Portugal), l'Association bilingue ibéro-américaine de l'Approche

Centrée sur la Personne (*Asociación Iberoamericana del enfoque Centrado en la Persona – Associação Ibero-Americana da Abordagem Centrada na Pessoa – AIECP-AIACP*) a été fondée en 2008 en Colombie.

En Europe, le Réseau européen d'Associations pour la Psychothérapie et le Counselling Centrés sur la Personne et Expérientiels, avec sa vingtaine de membres actuels, montre le chemin aux autres continents pour coordonner le travail des nombreuses associations nationales et d'autres organismes de formation et de recherche.

Dans les pays francophones, en plus de diverses associations nationales et de nombreux centres de formation en Belgique, en France et en Suisse, il existe une revue intéressante : *Approche Centrée sur la Personne – Pratique et recherche*, une publication conjointe, exemple de coopération qui fait connaître à ses lecteurs la production en langue française et internationale sur l'approche, actuellement au numéro 13.

Au Royaume-Uni, l'université de Strathclyde, en Écosse, s'est constituée en un centre d'étude et de recherche qui montre la pertinence de l'approche pour le travail thérapeutique. En Angleterre, l'éditeur PCCS Books réalise un très ample programme d'édition de textes classiques ainsi que des apports nouveaux sur l'approche. L'Association britannique pour l'Approche Centrée sur la Personne (*British Association for the Person-Centered Approach*) et l'Association pour la Thérapie Centrée sur la Personne Écosse (*Association for Person Centred Therapy Scotland*) sont les principales associations réunissant les praticiens du Royaume-Uni.

Dans le reste du monde, l'Asie, spécialement le Japon, où existe une Association japonaise de psychologie humaniste avec plus de 2 000 membres et une ample production sur l'Approche ; l'Afrique, avec l'Afrique du Sud en tête ; l'Australie et la Nouvelle-Zélande sont aussi présentes dans la communauté scientifique centrée sur la personne.

L'œuvre

Dans son œuvre *Carl Rogers, Être vraiment soi-même*, Geneviève Odier se concentre sur la théorie et la pratique de la psychothérapie centrée sur la personne sans oublier de nous offrir des données sur la vie de Rogers et sur le cadre philosophique de l'Approche Centrée sur la Personne, nous rappelant que la psychothérapie n'est qu'une de ses applications.

Geneviève Odier nous présente quelques éléments biographiques de Carl Rogers, nous permettant de connaître la personne à l'origine des idées qui seront exposées au cours du reste de son œuvre, aspect indispensable pour bien comprendre sa pensée.

Puis, elle nous offre le fondement philosophique de l'Approche : l'émergence de l'Approche Centrée sur la Personne en rupture totale avec les modèles psychothérapeutiques de l'époque, les convictions de Rogers sur ce qui constitue la personne humaine, et l'éthique, conscience et perspectives à la base de l'Approche, caractéristiques d'une vision du travail qui demande l'engagement personnel du praticien.

Elle nous fait découvrir ensuite la méthode thérapeutique centrée sur la personne, le processus thérapeutique vu comme processus d'actualisation et de développement chez le client, les principaux éléments de la pratique de la thérapie centrée sur la personne et les qualités du thérapeute, primordiales dans sa fonction.

Enfin, fidèle à la croyance de Rogers quant au besoin de donner de fermes fondements à la pratique à travers un effort continu de validation des idées théoriques par l'expérience du praticien, elle nous offre un résumé de l'interaction de la recherche et de la théorie, caractéristique de la pensée de Rogers.

Une des principales valeurs de l'œuvre de Geneviève est de ne pas présenter la psychothérapie centrée sur la personne en répétant les termes traditionnellement utilisés dans une bonne partie de la littérature disponible en langue française, mais de se risquer à nous offrir sa propre vision, dans laquelle elle inclut des apports d'auteurs ayant des perspectives diversifiées de l'approche.

Je ne doute pas que ce livre donnera aux lecteurs de langue française, à ceux qui ont des connaissances préalables, et aussi à tous ceux qui voudraient avoir un premier contact avec l'approche pour des raisons professionnelles ou personnelles, une vision actualisée et solide de la psychothérapie centrée sur la personne.

Je suis honoré de contribuer, par ces quelques lignes, à l'œuvre de Geneviève Odier. Ceci m'a permis de me rappeler les débuts de mon engagement avec l'Approche Centrée sur la Personne, dans les, déjà lointaines, années soixante du siècle dernier.

Mexico, le 18 avril 2011

Alberto S. Segrera
Professeur émérite
Universidad Iberoamericana
Mexique

Introduction

« Est réel ce qui jamais ne s'écarte de sa propre essence[1]. »

Dans cette période incertaine où les valeurs changent si vite, où les espoirs sont déçus, où l'on s'accroche désespérément à un besoin de sécurité qui fait de plus en plus défaut, comment trouver l'énergie de regarder vers un horizon plus serein ? Peut-être en s'immergeant plus intensément dans le moment présent. Peut-être en se questionnant sur ce sentiment de sécurité. Nous cherchons toujours des solutions à l'extérieur et oublions de voir ce qui se passe en nous. Nous pouvons puiser dans nos ressources intimes, infiniment plus fiables que ce que nous imaginons, et répondre ainsi à la nécessité d'être qui régit l'univers. À un niveau individuel, nous avons différentes façons d'appréhender cette richesse personnelle, l'une d'elles est la psychothérapie.

Ces dernières décennies ont vu fleurir des centaines de méthodes psychothérapeutiques. On en recense des centaines à l'heure actuelle, s'ajoutant aux diverses approches humanistes, aux théories psycho-dynamiques, cognitivo-comportementales et systémiques, déjà existantes. Sans compter la multitude de propositions de développement personnel, et le foisonnement de stages promettant l'épanouissement, qui affluent en permanence. Devant ce débordement de formules et de recettes en tout genre, la confusion s'installe et bien des personnes ne savent plus qui fait quoi, comment et pourquoi. Plusieurs livres ont déjà traité ce sujet en détaillant les différentes méthodes afin d'aider les gens à s'y retrouver. L'objectif de cet ouvrage n'est pas de les explorer davantage, mais de décrire

1. *Tripurarahasya, La doctrine secrète de la déesse Tripura*, Arthème Fayard, Paris, 1979.

1

d'une manière très spécifique une seule de ces méthodes, l'Approche Centrée sur la Personne, créée et élaborée par Carl Rogers, afin de la rendre accessible à tous. Le but est de présenter cette méthode dans sa singularité, et de mettre en relief les concepts innovants qui en ont émergé. D'une certaine manière, lui rendre ses lettres de noblesse.

En effet, il est surprenant de constater la méconnaissance du travail de Rogers, principalement dans les pays francophones, malgré les ouvrages et les nombreux articles déjà publiés. Une traduction imprécise, voire erronée, de ses écrits est une hypothèse souvent avancée pour justifier cette mauvaise compréhension. Une autre, plus pertinente, est la lecture naïve et superficielle que l'on fait de son œuvre. Aujourd'hui, les apports très créatifs de Rogers sont utilisés dans beaucoup de champs d'application, psychothérapeutique, relation d'aide, communication, éducation, institutions sociales et familiales, et bien d'autres, sans qu'aucune reconnaissance légitime ne lui ait vraiment été accordée. Ses concepts, dont la « simplicité » apparente lui avait été, parfois, si sarcastiquement reprochée, apparaissent maintenant absolument évidents et chacun s'en est emparé avec aisance comme si cela venait de soi. Simplicité ne veut pas dire facilité, au contraire. Nous verrons combien il est parfois ardu de suivre une pratique tellement ouverte à la créativité et en même temps extrêmement subtile dans son implication.

L'intention de ces propos n'est pas de déclencher une polémique, car au fond, le fait que de « simples concepts » soient exploités, d'une façon plus ou moins complexe, par tous, pour apporter des solutions à la souffrance des gens, est bien plus important que de savoir d'où ils proviennent. Cependant, il serait juste et élégant de ne pas oublier celui qui a su en dégager la richesse et l'extrême finesse. Si des concepts comme l'« empathie » ou l'« écoute » existent, comme chacun sait, depuis longtemps, et sont utilisés par beaucoup de méthodes thérapeutiques, il n'en est pas moins vrai que Carl Rogers leur a donné un sens très particulier, et a démontré la puissance de leur application. Il semble que ce soit précisément cela qui mérite d'être explicité plus profondément, afin de pouvoir faire une lecture de son œuvre qui ne soit ni déformée ni interprétée. Nous tenterons en cela de rejoindre Rogers, qui écrivait en 1967 : « *J'aimais communiquer ma pensée clairement et éviter les malentendus*[1]. »

Au-delà de la psychologie, les propositions de Rogers débouchent sur une prise de conscience qui dépasse l'individu et ouvre sur une dimension plus spirituelle. Cependant, cette appartenance universelle n'est pas le propos qui nous intéresse ici. Notre attention se porte sur l'être humain, son évolution et ses difficultés d'épanouissement dans sa recherche de compréhension de lui-même et du monde qui l'entoure. L'Approche Centrée sur la Personne nous invite à nous connaître mieux. Elle part du présupposé que si une personne comprend comment elle fonctionne et qui elle est vraiment, elle s'épanouira et saura s'adapter à son environnement. Ses interactions avec les autres seront plus consistantes, libres et spontanées.

L'être humain a besoin de donner un sens à ses comportements, à sa vie. Il nous faut du courage pour regarder en face ce qui nous perturbe et nous rend inaptes à vivre en harmonie. Le courage de changer. Pourtant, le simple fait de poser un nouveau regard sur soi et sur les événements annonce déjà le début d'un ajustement. Rogers constate que le changement nous fait peur. Ce sont les bouleversements que cela peut engendrer qui provoquent les craintes et les hésitations. Souvent, pour échapper aux remaniements profonds, c'est la fuite qui s'impose. Mais l'évitement n'est que provisoirement rassurant, il ne fait qu'entretenir les angoisses et les renforce. Pour esquiver les peurs que nous pourrions, sous peine d'être taxés de réductionnistes, résumer par l'appréhension de la perte de sécurité physique et psychique, par l'angoisse de la séparation, donc de la mort, nous mettons en place toutes sortes de fausses protections qui nous enferment. À ce stade, nous nous dirigeons vers des considérations existentielles qui nous conduisent dans des interrogations sans fin auxquelles souvent aucune réponse n'est satisfaisante.

---

1. Rogers C.R., *Autobiographie*, Épi, Paris, 1971.

Commençons par oser regarder vers l'inconnu, tentons d'être plus sereins dans nos attentes, plus ancrés dans le moment présent, et nous gagnerons, à défaut de réponses définitives, une sérénité plus créative et dépourvue de tensions. La seule responsabilité que nous ayons pour favoriser un épanouissement harmonieux est d'être ouverts et vigilants à notre façon d'être au monde. Nous avons pour fonction de nous développer, d'élargir nos capacités de compréhension et d'épanouissement. Si nous nous rapprochons de ce qui est étranger en nous et nous réconcilions avec nous-mêmes, nous pouvons espérer pouvoir le faire avec les autres et nouer de véritables liens dans une alliance inventive. Le courage, affirmation de notre nature essentielle, peut s'associer à la responsabilité. Notre individualisation et notre liberté en dépendent. C'est à cette responsabilité que Rogers tente de nous confronter. La thérapie qu'il propose vise cet état de connaissance de soi profonde qui s'inscrit dans la réalité de chacun. Il est préférable de prendre le problème à la base et non de colmater les fissures de la personnalité pour nous rendre « conformes » aux attentes de la société. Pour être stable, solide et pouvoir faire face aux expériences dans une réponse spontanée, juste et respectueuse de l'autre et de l'environnement, il nous faut avoir le courage de regarder profondément en nous et de nous accepter dans notre globalité. À l'évidence, c'est le meilleur moyen pour accepter l'autre dans sa différence et sa singularité, mais c'est loin d'être aussi simple. D'autant que le mouvement inverse peut être aussi efficace, en acceptant l'autre, il devient plus facile de s'accepter soi-même.

Dans cette perspective, la qualité du thérapeute est cruciale. Son rôle sera de créer un climat suffisamment sécurisant afin que puisse s'instaurer une relation de confiance qui permette au client d'oser plonger profondément en lui sans se sentir en danger ni craindre d'être jugé. Le soutien qu'il trouve dans ce cadre d'écoute attentive où il se sent accepté lui permettra de faire l'expérience de son vécu sans se heurter à l'incompréhension, sans tenter de répondre à des attentes extérieures ni se voir coller une étiquette pour qualifier son comportement. Cet accompagnement le conduira à développer sa personnalité, à dégager ses propres valeurs, à trouver ses vrais repères, ceux qui correspondent à la perception de sa réalité et sur lesquels il pourra s'appuyer pour assurer son autonomie.

L'Approche Centrée sur la Personne n'est pas une doctrine. Cependant, contrairement à ce qui a été faussement répandu, Rogers a donné une importance capitale à la théorie et à la recherche, même s'il est vrai que la théorie n'a pas été d'emblée sa préoccupation principale. Il était dans un premier temps trop immergé dans la clinique et passionné par l'expérience phénoménologique pour conceptualiser ses découvertes. Mais lorsqu'il prit conscience que la voie thérapeutique qu'il empruntait était tellement différente des conceptions existantes, le besoin de rendre compte des résultats s'imposa à lui naturellement. Pour Rogers, la théorie et la recherche avaient pour but d'éclairer la connaissance de ce qui surgit chez un individu dans le moment présent et non de faire entrer la réalité dans des élaborations hasardeuses, comme il le souligne dans *Psychothérapie et relations humaines* : « *C'est un effort persistant et discipliné pour discerner un sens et un ordre aux phénomènes de l'expérience subjective*[1]. »

Dans sa transcription théorique, il prend soin d'éviter les assertions, pour ne pas enfermer son approche et sa compréhension de l'autre dans des dogmes rigides et sclérosants. Au contraire, il ouvre un champ immense de discussions et de recherches méticuleuses en se basant uniquement sur son expérience et sur ses constatations, il place toute son attention sur l'observation. S'il essaie de convaincre ses interlocuteurs, c'est sans affirmer qu'il détient la vérité, il n'émet que des hypothèses. La place de la subjectivité est pour lui trop capitale pour avancer des généralités ; chaque être humain est unique. Cette prise de position est au centre de ses intérêts.

---

1. Carl R. Rogers, *A Theory of Therapy, Personality, and Interpersonal Relationships*, as developed in *The Client Centered Framework*, In Koch, Sigmund (ED.) *Psychology: The Study of a Science*, vol. III, New York, Mc Grover Hill, 1959 (traduction libre de Geneviève Odier).

Un autre aspect très significatif de son approche est la notion de mouvement. Qu'il s'agisse du processus de vie, du processus thérapeutique dans lequel une succession d'impulsions infimes déclenche un *insight*[1], le mouvement est continu. Influencé par des facteurs multiples, il se meut sans fin selon les méandres qu'il emprunte. Il y a une fluctuation permanente qui interdit la fixité et Rogers adhère à ce principe. Toute son approche, basée sur l'empirisme et la réflexion, est orientée vers cette fluidité qu'il s'agit de solliciter sans la diriger. Le thérapeute guide le client tout en finesse. Il s'investit dans la relation, sans confondre son ressenti avec celui de son client. Il peut faire ainsi la part de ce qui lui appartient sans entraver l'évolution de son client. Comme le dit si bien André de Peretti : « *Rogers associe, dans une interférence contrôlée, la pratique et la recherche, l'instant et le devenir, la non-directivité et l'intervention délicate, la concentration sur autrui et l'implication non défensive de soi-même*[2]. »

© Groupe Eyrolles

1. Mot anglais signifiant « intrusion spontanée d'une réalisation dans la conscience de soi ». N.d.A.
2. Rogers C.R., *Groupes de rencontre*, Dunod, Paris, 1996.

Chapitre 1

Quelques éléments biographiques

« Exercer son droit revient à parler pour soi, à exposer ses préférences et ses choix, tout en faisant son chemin à travers le monde[1]. »

BARRY GRANT

Carl Rogers, un des psychologues américains les plus renommés de sa génération, a fondé l'*Approche Centrée sur la Personne*. Il a posé les bases de cette approche humaniste en s'appuyant sur ses expériences personnelles et professionnelles, et l'a développée jusqu'à sa mort. Il avait à cœur d'élaborer ses découvertes à partir de sa clinique dans une dynamique empirique et phénoménologique. Avec lui, on se situe d'emblée dans le présent, dans la perception fine de ce qui surgit au moment même où cela est vécu.

Afin de mieux comprendre la pensée de Carl Rogers, il est important de connaître quelques parcelles de son histoire personnelle et d'avoir un aperçu du milieu culturel et social dans lequel il a évolué. L'influence manifeste de ce contexte mérite d'être précisée, car elle donne un sens plus exact du terreau d'où émergeront ses travaux.

---

1. Grant B., « La psychothérapie centrée sur la personne, une rencontre de personne à personne », *ACP-PR*, n° 9, La Queue-lez-Yvelines, 2009.

Les premières années

Carl Ransom Rogers est né le 8 janvier 1902 à Chicago, aux États-Unis. Quatrième d'une fratrie de six enfants, qui compte une fille et cinq garçons, il est élevé dans un cadre religieux et moral extrêmement strict. La famille Rogers est protestante et c'est dans un milieu traditionaliste et évangéliste qu'il grandit. Ses parents, protestants fondamentalistes, tous deux issus de familles implantées en Amérique depuis plus de trois cents ans, ont gardé un esprit « pionnier » dont Carl hérite et qui lui donna probablement ce caractère novateur et entreprenant qui le caractérisera tout au long de sa vie. Enfant, il n'est pas en très bonne santé et on lui prête une trop grande sensibilité, ce qui contribue sans doute à le rendre solitaire. Il se console en lisant et en s'échappant dans un monde imaginaire. Ces longues heures studieuses lui donnent une avance considérable sur les garçons de son âge. Il développe très jeune cette capacité de concentration et de constance dans les études. Ces aptitudes lui permettent de se distancier de ses camarades, signe de prématurité du précurseur qu'il deviendra. C'est pourtant auprès d'eux qu'il trouve la chaleur qui fait indubitablement défaut à la maison.

La sévère ambiance familiale ne laisse aucune place aux divertissements. L'isolement, le travail et la prière sont de rigueur. Bien que ses parents aiment leurs enfants et leur prodiguent une grande attention, ils exercent sur eux un contrôle permanent qui donne pourtant l'impression de leur laisser une certaine liberté. La réalité est tout autre et c'est une autodiscipline austère qui régit le comportement de chacun. Les règles ne sont jamais clairement exprimées, elles sont implicites et respectueusement appliquées, ne suscitant aucune contradiction. L'éducation, soutenue par une implication religieuse rigide, est rigoureuse et sans complaisance. Carl Rogers se souviendra longtemps des litanies de sa mère. Deux particulièrement lui reviennent souvent en mémoire. La première exprime la conviction qu'ils sont supérieurs aux autres et la seconde que, dans le meilleur des cas, le pécheur est misérable

8

relativement à Dieu. C'est à cette hiérarchie que Rogers s'opposera, et peut-être peut-on reconnaître ici ce qui deviendra plus tard chez lui un leitmotiv : l'égalité entre les personnes. Il n'adhérera pas à cette fatalité qui implique que l'homme ne puisse pas s'épanouir ni se libérer sans instance supérieure qui réglerait sa vie. Devenu étudiant, il prend goût à cette sensation de liberté qui lui deviendra chère. Ses premières relations, en dehors de la famille, lui ouvrent la voie de la découverte, et son enthousiasme, bien qu'empreint d'un certain idéalisme, ne cessera de stimuler ses recherches.

Un chercheur en puissance

Rogers a douze ans lorsque sa famille déménage à la campagne. Son père, ingénieur, veut se consacrer à l'exploitation d'une ferme selon les dernières méthodes de pointe. Le jeune Carl voit, dans ce qui ressemble à un exil, outre l'expansion de la situation financière de ses parents, leur préoccupation d'éloigner leurs enfants d'éventuelles mauvaises influences de la ville. Cependant, son père, qui valorise le labeur, encourage ses fils à créer leurs propres entreprises. Toutes les expériences à la ferme ont pour objectif de favoriser une démarche de prise d'autonomie. Carl Rogers met à profit cette stimulation et l'isolation est pour lui l'occasion d'explorer la nature. Il y puise de précieux enrichissements qui prendront une grande signification dans ses futures réflexions. Lecteur infatigable, il dévore des livres scientifiques et commence à se familiariser ainsi avec les procédures et la méthodologie. « *À 14 ans, j'étudiais laborieusement des centaines de pages du livre de Morison* : Alimentation et Nutrition, *apprenant à faire des expériences, à comparer des groupes de contrôle avec des groupes expérimentaux. [...] J'appris combien il est difficile de vérifier une hypothèse*[1]. »

L'expérience ne s'arrête pas là. En parcourant la forêt aux alentours de la ferme familiale, il observe, avec patience et obstination,

---

1. Rogers C.R., *Le développement de la personne*, Dunod, Paris, 1968, 2005 pour la dernière édition.

le principe évolutif de la nature. Son intérêt pour le phénomène de croissance naît sans doute de ces longues promenades solitaires au cours desquelles il examine les animaux, les plantes et toutes les espèces vivantes, leurs comportements et leur maturation. Il y voit comment, malgré la rudesse de la vie en milieu rural, le processus de développement se maintient, et cela en dépit des éléments extérieurs parfois très peu favorables. C'est avec un étonnement teinté d'émerveillement qu'il scrute l'adaptation des espèces à leur environnement et leur capacité à défier les difficultés du quotidien. Ce sont là les prémices de sa foi dans la formidable aptitude de l'individu à l'épanouissement. Avec une constance inépuisable, Rogers tente de percer les secrets du mouvement de la vie. Ces élans de chercheur s'ancrent dans une réalité tangible et le conduisent à développer son intérêt pour l'évolution du vivant. Son appréhension fine de chaque phase de la transformation de la chenille en papillon pourrait être considérée comme le point de référence du déroulement du processus thérapeutique.

C'est donc tout naturellement que Rogers s'engage dans des études d'agronomie. Il s'inscrit à l'université du Wisconsin en 1919. Ces premières années sont marquées par une nouvelle forme de relations et d'expression, notamment grâce à la présence d'un professeur qui encourage son groupe d'étudiants à prendre des initiatives, se refusant à les diriger. Cet homme, peu banal, sème une graine dans l'esprit de Rogers. L'autogestion des groupes deviendra un concept fondamental dans ses recherches et ses expériences thérapeutiques. Rogers développe aussi, à sa grande satisfaction, des rapports amicaux, chaleureux et durables que son éloignement rural et les déménagements fréquents de la famille Rogers l'ont empêché d'établir dans son enfance. Parallèlement à ses études, inscrites dans un milieu très chrétien, Rogers participe à des discussions passionnées sur la religion. Stimulé par ces derniers échanges, il trouve rapidement dans ce domaine une nouvelle voie plus adaptée à ses idées émergentes et envisage très sérieusement de devenir pasteur. Il garde de son éducation religieuse certains principes dont quelques-uns du théologien Paul Tillich[1] qui insiste sur l'importance de la dimension intérieure de la vie religieuse. Sa ferveur chrétienne s'enflamme tout en se détachant de l'orientation des croyances familiales. Elle s'épanouit dans une dimension éloignée de la froide rigueur qu'il a connue jusqu'alors pour se diriger vers une vibrante humanité. Il troque l'agronomie pour l'histoire de la religion afin de mieux se préparer au pastorat. C'est à peu près à cette période qu'il est choisi avec quelques autres jeunes Américains pour participer à un voyage en Chine dans le cadre de la fédération des étudiants chrétiens. Son étonnement et sa joie sont indéniables. La perspective de cette aventure suscite chez lui un grand intérêt et un formidable enthousiasme. Le voyage a lieu en 1922, il durera six mois.

Un voyage capital

Le choc culturel qui se produit pendant ce voyage en Chine perce une brèche dans la vision du monde de Rogers. Cette ouverture ne cesse de s'élargir et vient confirmer son mouvement vers l'indépendance. Rogers remarque, parmi la grande variété des hommes et des femmes qu'il rencontre, que chacun, avec la même sincérité et la même honnêteté, peut adopter des doctrines religieuses ou des concepts philosophiques très divergents des siens. C'est un éveil permanent à la diversité. Tout naturellement, cela l'entraîne à développer considérablement son champ d'investigations intellectuelles, sociales et religieuses. Quel contact a-t-il établi en Orient ? A-t-il été inspiré par des penseurs, philosophes ou Maîtres de grandes traditions millénaires qui préconisent une présence absolue à la réalité dans une acceptation paisible de ce qui est ? A-t-il rencontré ces fascinants personnages qui exhortent à la liberté ? Nous n'en savons rien. Quoi qu'il en soit, ces fructueuses expériences lui permettent de se dégager des opinions religieuses

---

1. Paul Tillich (1886-1965) : théologien protestant d'origine allemande, il vécut à Chicago, aux États-Unis. Très influent au XXᵉ siècle, il est l'auteur de nombreux livres, notamment de *Théologie systématique* en cinq volumes, et de *Courage d'être*.

de ses parents, qu'il ne lui est désormais plus possible de suivre. La nouvelle n'est pas très bien reçue chez lui et est à l'origine de bien des tensions familiales. Mais ce premier contact avec un monde interculturel, tellement éloigné de ce qui a peuplé son univers jusqu'à présent, est si décisif que rien n'aurait pu ni le détourner de ses récentes convictions, ni l'empêcher de les exprimer avec une totale sincérité. Durant ce voyage en Orient, les personnes qu'il côtoie, y compris les membres de l'équipe, tous très cultivés, qui encadrent le groupe, les conversations enrichissantes avec les autres étudiants, ou encore les découvertes qu'il fait sur le comportement des êtres humains pendant ces longs et passionnants échanges, auront une influence incontestable sur sa future vie professionnelle.

Appréhension de la liberté

Cette période marque, en effet, un premier tournant capital dans la vie de Carl Rogers. Il explore une nouvelle façon d'aborder sa vie en privilégiant son intuition. L'expérience en Chine lui a ouvert un vaste champ d'explorations relationnelles, une nouvelle vision des rapports humains. « *Grâce à ces six mois de voyage, j'avais pu librement, sans sentiment de culpabilité ou d'insécurité, penser à ma façon, dégager mes propres conclusions et prendre parti de mon propre chef. J'avais acquis à travers ce processus une assurance et une résolution qui ne pouvait plus vaciller*[1]. »

C'est le début d'une vraie révolution interne qui modifiera tous ses repères. Il lui faut quelques mois pour intégrer cet élan de liberté naissante et d'appréhension du monde. Ce processus ne se fait pas sans mal. Un ulcère duodénal, déjà menaçant depuis l'âge de quinze ans, se déclare et l'oblige à interrompre momentanément ses études. Sous traitement médical, il ne peut plus se rendre dans le Wisconsin suivre ses études. Le message familial étant que le travail règle tous les problèmes, Rogers accepte de travailler dans un magasin de bois malgré sa faiblesse. Il met quand même ce temps à profit tant sur un plan personnel, puisqu'il se fiance

---

1. Rogers C.R., *Autobiographie, op. cit.*

avec Helen Elliot qu'il connaît depuis l'école primaire, que sur un plan professionnel puisqu'il s'inscrit pour la première fois à un cours de psychologie par correspondance avec l'université du Wisconsin. C'est son premier contact avec la psychologie. L'année suivante, il épouse Helen, quitte la maison familiale pour s'installer à New York avec sa femme et commence ses études à l'Union Theological Seminary, institut d'études philosophiques et religieuses. Dans cet établissement, la liberté de penser est encouragée, les réflexions individuelles respectées, ce qui n'est pas sans conforter les idées naissantes de Rogers. Son intérêt pour la psychologie se confirme et le pousse à suivre simultanément des cours de psychologie à l'université Columbia toute proche de l'Union Theological Seminary.

Une nouvelle direction

Plein d'enthousiasme et de passion, Rogers s'intéresse à la recherche scientifique, sans jamais perdre de vue l'importance de la place de la personne. Il porte un grand intérêt à nombre d'auteurs et de professionnels dans de multiples domaines, entre autres : l'éducation, la psychologie, la sociologie, les sciences, la biologie, la philosophie et la religion. De nouvelles options vont s'esquisser et le pousser à entrer au Teachers College de Columbia University en 1926, année qui est aussi celle de la naissance de son fils David. Ce n'est probablement pas un hasard si tous les professeurs, que Rogers apprécie déjà, sont eux aussi impliqués dans une démarche humaniste. Ainsi en est-il de W.H. Kilpatrick[1], philosophe de l'éducation, dont le travail en petits groupes et les idées sur l'autonomie et la recherche d'une voie personnelle stimulent particulièrement le jeune Rogers. C'est à cette époque qu'il découvre les travaux de John Dewey[2]. Il est très intéressé par ses thèses,

---

1. Kilpatrick W.H. (1871-1975) : philosophe et pédagogue américain du XXᵉ siècle. Il fut l'élève puis le successeur de Dewey.
2. Dewey J. (1858-1962) : philosophe et psychologue américain. Figure incontournable des réformes sociales et éducatives du XXᵉ siècle aux États-Unis.

notamment celle qui place l'expérience à la base de l'apprentissage. Un autre de ses professeurs, la psychologue clinicienne Leta Hollingworth[1] le marque par sa chaleur humaine et son souci de l'individualité de chacun. Rogers ne reste pas plus de deux ans à l'« Union » qu'il quitte définitivement pour se consacrer à ses études de psychologie. Au cours d'un séminaire d'études, qu'il organise avec d'autres étudiants, portant sur l'exploration de leurs propres questionnements, doutes et cheminements, il prend conscience qu'il ne peut suivre un enseignement qui ne convient pas à ses valeurs, et qui ne lui laisse pas la possibilité d'exercer une profession, sans qu'elle soit associée à une doctrine religieuse particulière. Ces notions émergentes laissent présager ce qui deviendra, au fil du temps, les prémices de l'Approche Centrée sur la Personne, comme il le relate dans son autobiographie : « *J'évoluais considérablement, construisant peu à peu une philosophie de l'existence. [...] J'avais envie d'un champ d'action où ma liberté de pensée ne serait sûrement pas limitée[2].* »

L'expérience de groupe

Les premiers contacts de Rogers avec la clinique eurent lieu pendant ces études, à l'occasion d'un enseignement organisé par des psychologues et des psychiatres qui s'intéressaient à des travaux de conseils individuels et des rencontres expérientielles en groupe. Ces « groupes expérientiels » étaient non structurés, sans consigne rigide. Ils laissaient aux étudiants l'opportunité d'aménager une séance de travail à leur convenance, libérant leur créativité. C'est à ce moment-là qu'il comprend qu'établir une relation d'aide avec des individus peut constituer un métier. Ces rencontres lui font réaliser que la stimulation des idées et la possibilité de partage de son vécu favorisent la découverte de l'autre et la connaissance de soi.

---

1. Hollingworth L. (1886-1939) : psychologue américaine et professeur d'éducation à l'université Columbia, elle dirigea de nombreuses recherches sur l'éducation et la psychologie féminine.
2. Rogers C.R., *Autobiographie*, op. cit.

Tout au long de ses études et de ses diverses expériences dans l'éducation et l'enseignement, Rogers restera attaché à la formidable dynamique qui émerge des groupes, à la multitude de potentiels de progression pour chaque membre dans son individualité, mais aussi pour le groupe tout entier. Pour Rogers, l'attirance que les individus manifestent pour les groupes correspond à « *une faim de relations profondes et vraies dans lesquelles sentiments et émotions peuvent s'exprimer spontanément sans être plus ou moins étouffés ou prudemment censurés*[1] ». Les interrelations entre les personnes, la liberté de chacun de pouvoir s'exprimer ou pas, la possibilité que l'enseignant ou l'animateur ont aussi de se montrer avec sincérité devant les participants, bien que cela représente une certaine prise de risque, offrent à tous une extraordinaire expérience. Une relation particulière se crée entre les différents membres du groupe. Elle permet de se découvrir, de se contacter soi-même et de rencontrer les autres. Rogers souligne : « *Les groupes de rencontres conduisent à une plus grande indépendance personnelle, à moins de sentiments cachés, à une plus grande capacité d'innovation, à davantage d'opposition aux rigidités institutionnelles. Ils engendrent des changements constructifs*[2]. »

Les premiers groupes auxquels Rogers prit part ont joué un rôle capital dans son expérience professionnelle. Ils lui ont fourni un matériel riche et foisonnant. Ce n'est là qu'une première étape, un avant-goût de ce que deviendront les « groupes de rencontre », tels que Rogers les établira à partir de son approche psychothérapeutique pratiquée en individuel.

Se libérer des dogmes

En 1927, Rogers obtient un poste d'interne à « The Institut for Child Guidance » (institution pour la protection de l'enfance) à Rochester où il restera douze ans. Sa première fonction se situe

1. Rogers C.R., *Groupes de rencontre, op. cit.*
2. *Ibid.*

dans le cadre de l'orientation des délinquants avant de les diriger vers des services sociaux. Rogers a accumulé un important savoir universitaire empli de connaissances diverses : différents courants psychologiques, behaviorisme et analyse freudienne ; approches méthodologiques, diagnostiques, scientifiques et statistiques, toutes représentatives des acquis de l'époque. Il commence sa pratique de clinicien en travaillant avec des enfants. C'est dans cet institut qu'il reçoit son premier client en thérapie. Dans les premiers temps, il applique les méthodes en vigueur, basées sur les mensurations et les statistiques. En 1928, année aussi marquée par la naissance de sa fille Natalie, il développe un test de personnalité pour les enfants, sujet de sa thèse de doctorat, qu'il soutient en 1931, et devient psychologue. À son grand étonnement, ce test sera encore utilisé trente-cinq ans plus tard. Mais ces méthodes où la dynamique de la personnalité et le propre avis du patient ne sont pas considérés lui paraissent vite limitées.

À l'évidence, ce qu'il a utilisé jusqu'alors pour aider ses jeunes délinquants ne produit pas les effets durables escomptés. Alors en formation et impressionné par les écrits sur la délinquance juvénile du Dr William Haely[1], Rogers tente d'appliquer ce qu'il en avait compris. Mais découvrir que la source des pulsions d'un pyromane se cache dans une pulsion sexuelle refoulée n'empêche pas un de ces patients de récidiver. Cela ne peut le satisfaire. Les questions posées aux patients, supposées les aider à découvrir leurs désirs inconscients, ressemblent pour lui à un véritable interrogatoire digne d'une enquête policière. De plus, ces méthodes astreignantes ne donnent qu'un résultat superficiel tout simplement parce que les patients sont dirigés vers une solution connue du psychologue, mais ils ne sont en rien sollicités dans leur propre vécu, alors que pour Rogers : « *C'est le client lui-même qui sait ce dont il souffre, dans quelle direction il faut chercher, ce que sont les problèmes cruciaux et les expériences qui ont été profondément*

---

1. William Haely (1869-1963) : psychologue et psychiatre américain, spécialiste de la clinique infantile. Son travail a notamment porté sur l'étude de la délinquance juvénile.

refoulés[1]. » Rogers apprend également, non sans déception, à se dégager du savoir de l'autre comme unique référence, à prendre du recul par rapport à l'autorité et aux croyances de chacun, à ne pas donner tout crédit à une seule approche. Les maîtres peuvent se tromper. Il y a toujours quelque chose de nouveau à découvrir. Il a consciencieusement expérimenté les théories psychanalytiques et appliqué les méthodes dont il disposait et en a compris tous les écueils.

C'est à cette époque que Rogers entend parler d'Otto Rank[2] par Jessie Taft, une des étudiantes de Rank. Et en 1936, avec les membres de l'institut de guidance, l'invite à Rochester. Dans *Psychothérapie et relations humaines*, Marian Kinget cite une remarque que Rogers fit après ses échanges avec Otto Rank : « *Ses pensées eurent un véritable impact sur notre équipe et m'aidèrent à cristalliser quelques méthodes thérapeutiques vers lesquelles nous nous dirigions en tâtonnant. À cette époque je devenais un thérapeute plus compétent, et commençais à repérer un ordre récurrent dans cette expérience, un certain ordre qui était inhérent à l'expérience, et qui ne devait pas être imposé à l'expérience*[3]. » Cette brève rencontre avec Rank ne convint pas particulièrement à Rogers qui n'adhère pas à ses théories psychanalytiques. En revanche, il est marqué par sa manière d'entrer en relation avec les patients et la dextérité avec laquelle il maintient le lien. Il s'inspirera de la position égalitaire entre thérapeute et client que cela implique. C'est principalement le rôle premier qu'Otto Rank laisse à ses clients dans la direction de leur processus thérapeutique qui retient son attention. Peu avant sa mort, dans un entretien qu'il donna à Michèle Baldwin, en 1986, Rogers revint sur ces considérations : « *J'avais été impressionné par la manière de penser rankienne. Nous avions reçu Rank à Rochester*

---

1. Rogers C.R., *Le développement de la personne, op. cit.*
2. Disciple de Freud pendant de nombreuses années, Otto Rank en devint le dissident avec la publication de son livre *The Trauma of Birth* (Le traumatisme de la naissance). En 1926, il se rend aux États-Unis.
3. Carl R. Rogers, *A Theory of Therapy, Personality, and Interpersonal Relationships*, as developed in *The Client Centered Framework*, In Koch, Sigmund (ED.) *Psychology: The Study of a Science, op. cit.*

pour un atelier de deux jours et j'ai aimé cet atelier. Aussi, je décidai d'engager Elisabeth Davis, travailleuse sociale, formée à la Philadelphia School of Social Work (école de travail social de Philadelphie). C'est d'elle que me vint l'idée de répondre aux sentiments, de respecter les sentiments – je ne suis pas sûr qu'elle ait utilisé cette terminologie. Je ne crois pas que je lui aie beaucoup appris, mais elle m'a beaucoup appris[1]. »

Au cours de ses expériences clinique à Rochester, Rogers acquiert une manière très personnelle de mener ses entretiens thérapeutiques. Il les nomme « entretien à visée thérapeutique », pour éviter les conflits avec les médecins. Les psychiatres sont en effet les seuls habilités à mener les entretiens psychothérapeutiques. Les deux champs, médecine et psychologie, sont bien différenciés. Dans sa recherche pour aider ses jeunes patients, Rogers se démarque déjà des autres pratiques psychologiques, y compris des méthodes analytiques qu'il connaît très bien. C'est dans ce contexte que Rogers exerce en bonne collaboration avec des psychiatres, jusqu'au jour où il est nommé, non sans heurts et de longues luttes, directeur du nouveau centre de guidance en 1939. À partir de ce moment-là, les relations avec ces mêmes psychiatres s'enveniment. Ils prétendent qu'un tel poste dans une structure médicale ne peut être assuré que par un psychiatre. En dépit des contestations, Rogers est le premier « non-psychiatre » à occuper une fonction de directeur dans un contexte de soins. Tous ces événements lui donnent une plus grande confiance en lui.

Rogers, déjà libéré des croyances imposées par la religion, s'émancipe également de celles de ses enseignants, et surtout de toutes les vérités supposées, établies par des méthodes rigides. Cela ne signifie pas qu'il rejette tous ces acquis, il est extrêmement reconnaissant de tout ce qui lui a été enseigné et garde un profond respect de la pensée de l'autre, mais il est maintenant sur le chemin de ses propres découvertes. Dans son autobiographie, il se souvient : « *Je*

---

1. Baldwin M., « Entretien avec Carl Rogers sur l'utilisation du self en thérapie », *ACP-PR*, n° 10, La Queue-lez-Yvelines, 2009.

m'aperçus que, de plus en plus, je me formulais un point de vue personnel à partir de mon expérience[1]. » L'attention qu'il porte, avec une insistance croissante, à l'importance de se fier à sa propre expérience le fait évoluer dans une direction totalement différente des pratiques reconnues. L'enseignement qu'il retire de ces expériences le conduit, presque naturellement, vers une conception de la psychothérapie aussi novatrice que décriée.

Ces années passées à Rochester sont très fécondes. Ce sont également les années de parution de nombreux articles et une première publication, *The Clinical Treatment of the problem Child*[2], en 1939. La réputation de Rogers s'étend déjà au-delà de l'État de New York.

Des années décisives

Rogers obtient son premier poste universitaire à l'université d'État de l'Ohio à Colombus en 1940. À cette époque, il dit à ses élèves qu'il n'a pas besoin de théorie de la psychologie dans sa pratique. De sa façon originale d'enseigner à ses étudiants émerge l'idée d'élaborer ses expériences cliniques sous un angle nouveau. Les conférences qu'il commence à donner sur ce sujet ne sont pas sans susciter quelques polémiques dans le milieu thérapeutique. Mais déjà, rien ne peut plonger Rogers dans le doute. Il est persuadé de la pertinence de ses nouveaux apports. À la suite de sa conférence, « Les nouveaux concepts en psychothérapie », qu'il donne le 11 décembre 1940, à l'université du Minnesota, il rédige son premier manuscrit traitant du conseil pédagogique et de la psychothérapie. Deux ans plus tard, en 1942, sort *La relation d'aide et la psychothérapie*[3]. Cette première publication sur ce thème remporte,

---

1. Rogers C.R., *Autobiographie, op. cit.*
2. « Le traitement clinique des enfants en difficulté ». Pour l'édition américaine : Rogers C.R., *The Clinical Treatment of the problem Child*, Houghton Mifflin Harcourt, Boston, New York, 1939.
3. *Counseling and Psychotherapy.* Pour l'édition française : Rogers C.R., *La relation d'aide et la psychothérapie*, ESF, Paris, 1994.

à sa grande surprise, un vif succès. Rogers a trouvé sa voie, en se laissant guider plus qu'en faisant des choix, comme il le souligne : « *Je me sentis attiré par ce travail d'orientation psychopédagogique, [...] je m'y engageais sans grand effort et presque sans avoir conscience de faire un choix, en m'abandonnant tout naturellement à des activités qui m'intéressaient* [1]. » Ainsi s'esquisse un thème, qui prendra une importance constante dans l'élaboration de la méthode de l'Approche Centrée sur la Personne : laisser émerger ce qui est juste pour soi en s'abandonnant naturellement, d'une certaine manière sans volonté particulière, mais dans une présence active à ses expériences.

Les bases qui vont constituer les principes de la thérapie centrée sur la personne émergent au cours de ces quatre années passées dans l'Ohio. Rogers suit son instinct, c'est son baromètre plus que n'importe quels autres encouragements ou conseils qu'il peut recevoir. Même lorsqu'il a lui-même de bonnes raisons de s'orienter vers une voie professionnelle plutôt qu'une autre, il choisit toujours ce qui l'intéresse vivement. Ce qui a le plus d'importance aux yeux d'un individu est sans aucun doute ce vers quoi il doit tendre. Rogers en fait l'expérience : « *Je pense avoir toujours eu l'intuition que s'il m'était donné de faire ce qui m'intéressait le plus, tout le reste s'arrangerait de soi-même* [2]. » Ce qui le captive au plus haut point, c'est de mieux comprendre comment aider les personnes. Dans cette perspective, et sans doute grâce à l'assurance qui grandit en lui, Rogers est le premier à enregistrer des entretiens thérapeutiques, idée qu'il a eue quelques années plut tôt en 1938. Il va en explorer scrupuleusement le contenu dans ses futures recherches. Là encore, il fait preuve d'audace et d'originalité. L'enregistrement puis l'analyse des retranscriptions des entretiens thérapeutiques vont jouer un rôle capital dans l'appréhension de sa méthode.

---

1. Rogers C.R., *Le développement de la personne, op. cit.*
2. *Ibid.*

Ancrage empirique et théorique

Rogers passe les douze années suivantes à Chicago. Il se voit confier l'organisation d'un centre de conseils psychologiques à l'université de Chicago en 1945. C'est avec enthousiasme qu'il va entreprendre ce qui deviendra une véritable révolution dans l'éducation. Les cours qu'il dispense sont audacieux et visionnaires. Il applique avec art et conviction sa discipline naissante. Il réalise qu'il n'a pas besoin des théories en vigueur, mais de créer la sienne. Ces années sont très fructueuses dans différents domaines : écrits, développements théoriques, aménagements de nouvelles structures, idées créatives et réalisations originales. Rogers relate dans son autobiographie : « *Ces années de 1945 à 1957 passées à Chicago furent les plus productives et les plus enrichissantes de ma vie. J'appris à faire en sorte que tout le personnel se sentît libre, responsable du travail, de la prospérité et de l'avenir au Centre*[1]. » Ces objectifs, chers à Rogers, se reflètent dans ses théories psychothérapeutiques, développées et rassemblées dans son troisième livre, *Client-Centered Therapy*[2], publié en 1951. Cet ouvrage réunit ses pensées et sa pratique et devient vite un texte de référence. Les notions de non-directivité, qui précède le terme de thérapie centrée sur le client, celle de cadre de référence interne, de subjectivité, de relation thérapeutique, de processus, sont sans cesse vérifiées expérientiellement. Elles prennent toute leur signification et trouvent naturellement leur place dans l'élaboration de cette jeune conception thérapeutique. Les principes s'affinent, se précisent, s'inscrivent dans un nouveau paradigme. L'Approche Centrée sur la Personne est née.

Pendant cette période faste au développement de l'approche, Rogers traverse des épreuves personnelles douloureuses provoquées par une relation thérapeutique difficile avec une cliente atteinte de troubles psychotiques. Il vit cette expérience comme

---

1. Rogers C.R., *Autobiographie, op. cit.*
2. Rogers C.R., *Client-Centered Therapy*, Houghton Mifflin Harcourt, Boston, 1951.

un échec et plonge dans une sorte de confusion dépressive. Plusieurs mois sont nécessaires pour qu'il s'en remette et en tire les bénéfices. Il saisit, avec une vive acuité, les limites que chacun doit reconnaître à la fois comme thérapeute et comme individu. Il mesure à quel point pouvoir demander de l'aide à des personnes compétentes est capitale.

Ce long séjour à Chicago porte Carl Rogers vers d'autres horizons. Sa notoriété s'accroît. Il est invité, à différentes reprises, à enseigner un semestre dans des universités prestigieuses, telle Berkeley, en Californie. Pour la première fois, il se prête à des démonstrations d'entretiens cliniques devant de grands groupes.

Du Wisconsin à La Jolla

Les activités thérapeutiques de Rogers se déploient dans divers champs d'exploration, notamment dans le contexte de la recherche en milieu psychiatrique. Pendant les quelques années qu'il passe à l'université du Wisconsin, de 1957 à 1963, Rogers s'intéresse de plus en plus aux expériences de groupes et commence à organiser des groupes de rencontres pour des enseignants, autres structures professionnelles. C'est dans cette période que son livre *Le développement de la personne*[1] paraît. Ce texte développe et détaille les principes de l'approche centrée sur le client et la philosophie que cette méthode sous-tend. C'est une œuvre majeure, à la fois personnelle et théorique, qui remporte un succès considérable. Elle sera traduite en plusieurs langues et contribuera largement à apporter à la renommée mondiale de Rogers.

Parallèlement au cours de psychologie qu'il donne à l'université du Wisconsin à Madison, Rogers entreprend avec une équipe de thérapeutes et de psychiatres une étude sur les effets de la relation thérapeutique avec des malades atteints de schizophrénie. C'est une ambitieuse recherche qui demande une énorme implication à

---

1. Rogers C.R., *Le développement de la personne, op. cit.*

chaque membre du personnel concerné. Les résultats ne seront pas aussi féconds que Rogers l'espérait. Ils donnèrent néanmoins lieu, en 1967, à la publication d'un livre détaillé, relatant les résultats de la recherche, *The Therapeutic Relationship and its Impact: A Study of Psychology with Schizophrenics*[1].

En 1964, il s'installe avec sa famille en Californie à La Jolla où il vivra jusqu'à sa mort. Il publie son autobiographie en 1967, puis son attention se tourne plus spécifiquement vers la communication et l'enseignement. Toujours davantage passionné pour les grands groupes de rencontre, il s'implique de plus en plus dans ce qui devient des groupes intensifs. Ces derniers événements feront l'objet de deux nouvelles publications, *Liberté pour apprendre*[2] en 1969 et *Groupes de rencontre*[3] en 1970. En 1977, il publie *Un manifeste personnaliste*[4]. Sa femme Helen meurt deux ans plus tard. Les dernières années de sa vie sont principalement dédiées au développement des *workshops* à travers le monde et dans toutes sortes d'organisations. Dans ces déplacements internationaux, Rogers est toujours accompagné de collègues et de proches, notamment sa fille Natalie, devenue aussi une thérapeute très réputée. Il publie son dernier livre en 1980, *A Way of Being*[5].

De sa vie riche et de la réalisation de son œuvre innovatrice et florissante, Carl Rogers a mis en évidence que le thérapeute qui a foi dans les capacités de l'organisme peut accompagner sans diriger et faire confiance à son intuition. Dans une liberté dépourvue de croyances aliénantes, il est possible d'atteindre l'autonomie

---

1. « La relation thérapeutique et son impact : une étude de la psychothérapie avec des schizophènes ». Pour l'édition américaine : Rogers C.R., in *The Therapeutic Relationship and its Impact: A Study of Psychology with Schizophrenics*, University of Wisconsin Press, Madison, Wisconsin © 1967 by the Board of Regents of the University of Wisconsin System. Reproduit avec l'autorisation de l'université du Wisconsin.
2. Rogers C.R., *Liberté pour apprendre*, Dunod, Paris, 1993.
3. Rogers C.R., *Groupes de rencontre, op. cit.*
4. Rogers C.R., *Un manifeste personnaliste, fondements d'une politique de la personne*, Dunod, Paris, 1979, 1987 pour la dernière édition.
5. Rogers C.R., *A Way of Being*, Houghton Mifflin Harcourt, New York, 1995.

sans priver autrui de la sienne. Rogers nous propose d'oser être et de vivre notre propre philosophie de l'existence avec une pensée libre. Il aimait citer cette maxime de Kierkegaard : « Oser être soi-même. » Il meurt le 4 février 1987 à La Jolla en Californie.

Chapitre 2

L'émergence de l'Approche Centrée sur la Personne

> *« La thérapie centrée sur la personne est toujours en évolution,*
> *non comme une école ou comme un dogme, mais comme*
> *un ensemble de principes provisoires[1]. »*

CARL ROGERS ET JOHN WOOD

Dans les années quarante, Carl Rogers s'éloigne peu à peu des techniques en vigueur, principalement des théories psychanalytique et comportementale. Grâce à son expérience dans l'accompagnement des enfants acquise à Rochester, à ses idées novatrices sur la manière d'aider les jeunes délinquants, et à ses recherches avec ses collègues, il commence à développer sa propre méthode, dans une démarche existentielle, en rupture totale avec les modèles psychothérapeutiques de l'époque, dans lesquels le patient est passif, où seul le médecin détient le savoir. La question qu'il se pose quand il reçoit des jeunes patients en consultation est : « Est-ce efficace ? » Il n'aura de cesse de répondre à cette question qui l'accompagnera longtemps et le poussera toujours plus loin dans ses recherches et sa compréhension du fonctionnement des individus. Au fil de l'expérience, Rogers comprend qu'il a un sens clinique aigu du contact humain. Il acquiert une grande confiance en lui et se fie de plus en

---

1. Carl Rogers et John Wood cités par Schmid P.F., « Rencontrer une personne veut dire être tenu en éveil par une énigme », *Brennpunkt numéro spécial*, 1998.

plus à son intuition. Ces trois notions, *confiance*, *contact* et *intuition*, jouent un rôle majeur dans l'élaboration de son approche. « *Je crois en ce que je fais, je fais plus confiance à mon expérience qu'à telle ou telle "opinion autorisée"*[1]. »

Le contexte de la naissance de l'approche

À l'époque où Rogers s'oriente vers la psychologie dans les années vingt, ce domaine est encore une discipline naissante, alors attachée à la psychiatrie, elle-même liée à la neurologie. Ce champ intéresse à ce moment-là peu de monde, à l'exception, bien sûr, des philosophes et médecins qui ont largement participé à son évolution depuis des siècles. Le mot « psychothérapie » est un terme qui existe à peine et n'est pas utilisé comme de nos jours.

Lorsque Carl Rogers commence à mener ses entretiens thérapeutiques, les deux grands courants majeurs dominants pour tenter de soulager la souffrance psychique sont représentés par des techniques diamétralement opposées. La première se réfère au comportementalisme qui s'inspire de nombreux travaux sur l'apprentissage et le conditionnement, menés par des chercheurs réputés dont Watson[2] est un des plus célèbres. La seconde est la psychanalyse, elle-même une jeune théorie dont Sigmund Freud a dégagé et immortalisé les concepts. Rogers étudie de près ces approches et les utilisera, avec l'application et le sérieux qui le caractérisent, avant de les abandonner définitivement pour créer sa propre méthode.

En premier lieu, Rogers créé le mot *counseling* pour nommer son travail thérapeutique. Ce terme est d'abord traduit en français par « relation d'aide ». Plus tard, pour une meilleure compréhension, le terme « psychothérapie » sera utilisé dans les traductions françaises. Aujourd'hui, les définitions de ces deux expressions semblent se différencier. *Counseling* fut donc la première appellation

---

1. Rogers C.R., *Autobiographie, op. cit.*
2. Watson J.B. : psychologue américain, fondateur du *behaviorism* (comportementalisme), au début du XXe siècle.

de la méthode naissante de Rogers. La méthode évolue et sa terminologie aussi. Ainsi, dans les années soixante, Rogers l'intitule « Approche non directive ». Ce nouveau modèle influencera beaucoup de techniques de communication non violente. Mais l'appellation « non directive » sera tellement mal comprise que Rogers, souvent tourné en dérision sur ce propos, y renoncera et la renommera : l'Approche Centrée sur le Client. Puis, après bien des hésitations, il lui donnera sa dénomination actuelle : l'Approche Centrée sur la Personne.

Cependant une différence entre ces deux termes est toujours effective actuellement et marque la particularité du champ d'application. L'Approche Centrée sur le Client se réfère au travail thérapeutique dans le cadre d'entretien individuel. L'Approche Centrée sur la Personne, en tant que méthode, se réfère à toutes les situations dans lesquelles on utilise les principes d'être centré sur le client, tout en tenant compte de la spécificité de chaque contexte, que ce soit dans un groupe de rencontre, une institution, dans l'enseignement, en entreprise, en quelque sorte, tout espace où les personnes sont en relation.

Une inspiration humaniste

Le modèle psychothérapeutique de Rogers s'inscrit dans le mouvement humaniste. Si ce courant trouve ses racines dans l'Antiquité occidentale et orientale, il se constitue véritablement pendant la Renaissance et situe l'être humain au cœur du cosmos. Éthique, morale, religion, tolérance, indépendance, vérité, savoir, appréhension des capacités innombrables de l'homme et de ses questionnements existentiels en sont les orientations majeures. Rogers, dans sa recherche de connaissance de lui-même et du monde, va inéluctablement s'intéresser de près à ces sujets. Plusieurs chercheurs tels qu'Abraham Maslow[1], Gordon W. Allport[2],

---

1. Maslow A. : psychologue américain renommé du XXᵉ siècle, précurseur de la psychologie humaniste.
2. Allport G.W. : psychologue américain du XXᵉ siècle, qui se consacra à l'étude de la personnalité.

Rollo May[1] se situent également dans ce courant d'idée. Avec eux et bien d'autres, Rogers participe à la naissance de la psychologie humaniste qui verra le jour dans les années cinquante. En schématisant, on peut dire que le comportementalisme et la psychanalyse se focalisent en priorité sur des fonctionnements particuliers de l'individu : la psychanalyse sur les pulsions et l'inconscient ; les comportementalistes sur les actes et l'apprentissage. À la différence de ces deux courants, l'Approche Centrée sur la Personne n'a pas de champ d'investigation défini, la personne est envisagée dans sa globalité. Son fonctionnement, même s'il procède de différents mécanismes, n'est pas fragmenté et s'exprime dans une unité spatio-temporelle où l'expérimentation a lieu dans l'instant donné. Ni les événements de son passé ni aucun souvenir particulier de sa biographie ne sont sollicités. Elle a toute la liberté de laisser se manifester ce qui est essentiel pour elle dans le moment présent.

Ce que Rogers réfute, à l'époque, c'est le pouvoir que les thérapeutes exercent sur leurs patients. Il y voit une manière d'imposer une vision des choses en s'attachant principalement à des croyances personnelles. Dans ce procédé, la pensée et l'expérience intime des patients sont très peu prises en compte. Or, pour Rogers, l'expérience du client prime sur toute théorie, c'est là une différence fondamentale. Il ne peut adhérer au fait qu'une instance extérieure soit plus compétente que le client lui-même pour juger de ce qui est juste pour lui. Il désapprouve tout rôle d'expert qui prétend savoir pour l'autre et le dirige. Pour Rogers, seule la personne elle-même a la capacité de comprendre ses problématiques, ses mécanismes et de déterminer ses propres valeurs et références. Cela ne signifie pas que les interventions du thérapeute soient, comme ses détracteurs l'ont souvent prétendu, réduites à la « répétition littérale » des phrases du client, tant il a le souci de ne pas l'influencer dans son processus de compréhension de lui-même. Ces nouvelles conjonctures confèrent à la position du thérapeute dans l'approche de Rogers une attitude très spécifique.

---

1. May R. : psychologue américain du XXe siècle. Principal fondateur de la psychopathologie existentialiste.

L'Approche Centrée sur la Personne se démarque radicalement des techniques qui ne prennent pas suffisamment en compte les ressentis de l'individu. Toute tentative d'interprétation détourne le client de ce qui a du sens pour lui. Tout questionnement qui interrompt le fil de sa pensée l'éloigne de sa logique interne. Les deux options proposées pour soulager la souffrance, à cette époque, consistent soit à changer le comportement, jugé inadéquat, du patient d'une manière très directive, soit à interpréter le fonctionnement de son psychisme selon un schéma théorique établi. Rogers se détache totalement de ces visions réductrices de l'individu et développe une approche humaniste où la personne est considérée dans une globalité, où la dichotomie entre le corps et l'esprit n'est plus de rigueur et où la parole du patient est privilégiée. Là où d'autres recherchent un contrôle intérieur pour juguler les pulsions ou extérieur pour déjouer les influences socio-éducatives, Rogers propose un « non-contrôle » qui résulte de sa foi solide et inflexible dans les capacités d'adaptation qui ne nécessitent aucune coercition. Rogers accompagne son patient dans ses recherches de compréhension de lui-même, en suivant son rythme et tous les détours qu'il emprunte pour y arriver. Il lui donne le primat de ses découvertes et l'aide à se réapproprier son propre pouvoir sur lui-même.

La philosophie sous-jacente

Deux principaux courants philosophiques ont fourni des bases essentielles à l'approche. De l'existentialisme, Rogers reprend et développe, avec une pertinence unique, l'idée de considérer l'être humain en tant que tel et non comme la représentation d'une théorie. La personne est comprise comme étant en transformation constante et non comme un objet figé. Elle est partie prenante et active dans son environnement. Placée au centre de son existence, elle en oriente le cours et tend à donner un sens à son évolution.

De la phénoménologie, il reprend et amplifie l'intérêt porté à l'immédiateté, à l'émergence spontanée du sensible, à l'événement en puissance encore sans forme. L'expérience personnelle est au centre de la thérapie centrée sur la personne. Brian Thorne le rappelle clairement : « *En insistant sur la place essentielle du vécu personnel, Rogers s'inscrit dans la ligne de la tradition phénoménologique, pour laquelle le comportement d'une personne se trouve dicté par la conscience subjective qu'elle a d'elle-même et du monde qu'elle habite*[1]. »

Rogers met l'accent sur la simultanéité entre l'expérience vécue dans le moment présent et l'interprétation que le client fait de ses ressentis à ce moment T. Une intime compréhension de soi en relation avec la situation donnée s'établit simultanément, tant sur un plan privé que social. Cette dernière considération est capitale. Elle implique une capacité de présence qui ne cesse de se développer jusqu'à permettre une attention absolue à la conscience. Une nécessité d'accéder à la connaissance de soi pour favoriser sa propre évolution se fait jour. Elle conforte la possibilité d'atteindre un savoir plus vaste de notre être au monde. Cette donnée d'« *ainsité* » dans l'instant est essentielle au discernement du fonctionnement de la personne. Dès 1947, Rogers insiste sur « *l'importance du monde phénoménologique de l'individu comme source de données, et sur la position clé de l'image de soi dans la détermination du comportement*[2] ».

Lorsqu'il définit son approche, Rogers parle plus volontiers de philosophie que de méthode thérapeutique. Cela ne constitue pas une simple nuance de vocabulaire, mais un véritable positionnement. « *Cette approche est [...], dans son essence, une manière d'être qui s'exprime à travers des attitudes et des comportements créateurs d'un climat propice à l'épanouissement*[3]. » Vivre l'instant présent, ce moment unique, si fugitif que le seul fait de le savourer est déjà en perdre le goût, demande beaucoup de souplesse et d'abandon. Pour rester simplement ce qu'il est, accueillir ce qui se manifeste et laisser résonner en soi son ressenti interne, la personne doit faire preuve d'un grand « lâcher-prise ». Ce mot renvoie aux philosophies orientales

---

1. Thorne B., *Comprendre Rogers*, Privat, Toulouse, 1994.
2. Rogers C.R., *Autobiographie, op. cit.*
3. Rogers C.R., *Client-Centered Therapy*, Houghton Mifflin Harcourt, Boston, 1951 (traduction libre de Geneviève Odier). Reproduit avec l'autorisation de Natalie Rogers.

dans lesquelles il évoque un élan de libération empreint d'acceptation et non de renoncement.

Cela revient à assimiler toute sollicitation de l'extérieur et en même temps à ne rien en retenir, ne rien rajouter. Il s'agit de rester au plus proche des événements, ne rien vouloir en faire, ni juger, ni rejeter, ni prendre. En acceptant sans retenue ce que la vie propose, il est possible d'intégrer les expériences et d'« être » au monde avec plénitude. « Être » c'est adhérer à l'acceptation globale de ce que nous sommes dans l'instant. C'est exactement ce que propose Rogers dans une approche phénoménologique de « l'être avec l'autre », être juste avec ce qui est là, sans se préoccuper ni du passé ni du futur. Accepter dans son entièreté le phénomène qui apparaît sans lui donner aucune caractéristique. Rester centré sur la personne qui est là dans son *experiencing*[1] à la fois fugace et indélébile, comme volé à l'éternité, c'est être dans l'instant présent. Tout vécu conscient ou inconscient s'inscrit en soi, il s'agit de le saisir au moment précis où il surgit.

Sur l'impulsion de Rogers

Rogers s'éloigne de la conception dualiste de la personne et offre une représentation de l'humain comme une « totalité organismique ». Il entend par ce terme une représentation globale du physique et du psychique : « *L'organisme est constitué d'un ensemble de structures physiques dont les fonctions biologiques maintiennent l'homme en vie et d'une totalité psycho-organique qui le configure dans son interaction avec son environnement*[2]. »

Une approche globale

L'Approche Centrée sur la Personne s'intéresse à cet organisme complet sans scission corps/esprit, tête/cœur, qui conduirait à ne

---

1. Mot anglais difficilement traduisible, qui signifie « l'expérience que l'on est en train de faire dans un instant donné ». Il induit une notion d'immédiateté.
2. Rogers C.R., *Client-Centered Therapy, op. cit.*

s'intéresser qu'à une seule partie de la personne en négligeant l'autre. Comment pourrait-elle alors avoir la sensation d'être entière et en pleine possession de ses capacités en étant ainsi tronquée ? Comment être en contact avec soi-même et le monde ? Ce n'est tout simplement pas possible. Il n'y a pas une conscience de la pensée sans conscience de ses sentiments, de ses émotions et de son ressenti viscéral. Appréhender l'être humain dans sa globalité demande un effort intellectuel parce que c'est une conception relativement abstraite. Il est courant, afin de mieux définir un « tout », de le sectionner en plusieurs parties, mais l'analyse des fragments partiels ne donne jamais la représentation exacte de ce tout, ce n'est plus à prouver. Comme le dit clairement Carl Rogers : « *La plupart d'entre nous sont composés de deux parties distinctes, essayant désespérément de se réunir dans un soma intégré, où la distinction entre esprit et corps, sentiment et intellect, serait effacée*[1]. »

La « totalité organismique » se réfère donc à cet ensemble complexe qui n'est ni rigide ni fixe, il suit les fluctuations de ses mécanismes internes et des interférences du milieu dans lequel il se développe. Son évolution, principe d'un processus adaptatif, est constante.

Le patient devient un « client »

L'Approche Centrée sur la Personne se détache des autres méthodes sur des points essentiels, et notamment sur la conception de la relation thérapeutique. La vision originale de la relation thérapeutique de Carl Rogers étonna, voire dérangea, les idées qui faisaient consensus à l'époque où les modèles de psychothérapie humaniste naissants cherchaient encore leur voie. Rogers adopta rapidement une position résolument différente de ses contemporains en ne voulant pas s'adresser à des « malades » ou à des « patients », car cela suppose, comme il a été décrit plus haut, un savoir et un pouvoir sur l'autre. Pour cette raison, il choisit le terme de « client » qui souligne une parité entre les deux protagonistes :

---

1. Kirschenbaum H., *The Life and Work of Carl Rogers*, PCCS Books, United Kingdom, 2007 (traduction libre de Geneviève Odier).

client et thérapeute. Si le patient devient un client, il est avant tout une personne. Une personne qui sent, ressent, pense. Une personne capable de prendre conscience, d'être et d'agir pour elle-même. Cette approche laisse au client l'espace nécessaire pour qu'il trouve ses propres réponses en toute sécurité. Elle ne donne pas de modèle auquel il doit se conformer.

Si, à cette période, la psychologie tenait encore peu compte du point de vue du patient, ce n'est plus le cas aujourd'hui dans la plupart des courants. Dans la littérature psychothérapeutique, toutes approches et écoles confondues, on trouve maintenant des recommandations, comme celles de ne pas trop interpréter le contenu du discours du patient en étant davantage à l'écoute de ses propres propositions de compréhension. Peut-être peut-on y voir l'influence de Rogers ? C'est en tout cas ce qu'il n'a cessé de développer et d'appliquer. Pour lui, il était capital de ne pas se fixer sur le symptôme ni sur le problème du client, mais sur son ressenti. Comment le client vit-il son expérience ? Que signifie-t-elle pour lui ? Que comprend-il de ses troubles ? Ce regard subjectif du client, qui, pendant trop longtemps, n'a pas été considéré par le soignant, est une des composantes essentielles des travaux de Rogers. Ainsi, il ne considère pas le patient comme un malade auquel le médecin, l'expert qui connaît toutes les réponses et trouve toutes les solutions, impose sa vision des choses. Rogers se place sur un niveau d'égalité avec son client, et une des conséquences de ce nouvel aspect est que le diagnostic psychiatrique devient inutile, voire néfaste, dans le cadre de la psychothérapie.

Un des principes majeurs que soutient Rogers est de favoriser chez son client sa propre prise en charge. Le thérapeute ne procède ni par des injonctions, ce qui ne ferait que reproduire ce que le client a déjà connu et qui l'a empêché de trouver ses repères personnels, ni en lui expliquant les mécanismes de sa psyché, car c'est sa propre compréhension de lui-même qui est pertinente. Ce que Rogers sollicite chez son client, c'est une conscientisation de sa vraie personnalité, pour laisser émerger ce qui le définit en tant qu'individu unique. Il ne le considère pas comme quelqu'un qu'il doit guérir, mais comme une personne qu'il accompagne dans sa quête de compréhension. Il y a un échange, entre deux individus, ce qui renforce l'idée d'être sur un même plan, sans échelle de valeurs qui donnerait l'ascendant à l'un des protagonistes. Cette façon d'envisager un rapport différent entre le thérapeute et son patient exige de donner un autre qualificatif pour nommer le patient. La cohérence de Carl Rogers entre sa pratique et ses convictions montre à quel point il lui était impérieux d'être toujours au plus près de ce qu'il soutenait avec constance. Il ne renonçait jamais à défendre ses idées quelles que soient les circonstances, sans pour autant vouloir les imposer.

La notion d'expert, c'est-à-dire celui qui a le pouvoir de décision, est bannie, elle est considérée comme dangereuse. En faisant des interprétations issues d'une théorie générale de compréhension des phénomènes psychiques, on perd l'appréhension de l'essence de l'individu envisagé dans son unicité au profit d'une grille de lecture applicable à tous. C'est l'expérience du client et sa recherche personnelle à trouver du sens qui importe et qui le conduit à s'actualiser avec ses propres valeurs et ses propres références et non avec celles introjectées ou imposées de l'extérieur. Il garde l'orientation de l'entretien. Le thérapeute suit le processus de son client sans proposer de sujets de réflexion ni se livrer à aucune sorte d'enquête.

Rogers se réfère à trois constatations majeures, issues de son expérience, pour parvenir à la conclusion que le client est le mieux habilité à savoir ce qui est juste pour lui. La première est que toute autorité peut se tromper. La deuxième est le constat de l'efficacité superficielle des méthodes coercitives et interprétatives. La troisième est l'inutilité pour le thérapeute d'exposer son savoir-faire. En effet, c'est le client qui va trouver sa propre maïeutique. C'est lui qui choisit la direction qu'il veut suivre. Il est bien plus perspicace de lui faire confiance que de le contraindre à suivre une stratégie qui ne risque que de l'éloigner de lui-même. Ce que Rogers apporte de considérable, et probablement ce qui a le plus dérangé ses contemporains, est sous-tendu par sa foi en la capacité qu'a l'individu à se comprendre lui-même en développant sa conscience de soi. Cela souligne l'importance de la subjectivité qu'il pose comme fondement dans son approche. Dans un climat où le recours à un spécialiste est l'unique possibilité envisagée pour trouver des solutions aux difficultés des patients, on peut aisément comprendre les controverses que de telles avancées ont pu déclencher.

La place de la subjectivité

Si une personne est unique, cela suppose qu'elle est différente d'une autre, une évidence ! Cette différence ne doit, cependant, pas empêcher deux individus de se rapprocher. Au contraire, cela peut susciter de la curiosité, de l'intérêt, si tant est que l'on puisse respecter l'autre tel qu'il est. Accepter la différence implique un partage de point de vue sans tentative de contraindre l'autre à adopter ses convictions. Cela demande une grande délicatesse de ne rien imposer. Il est très facile d'influencer quelqu'un. On pourrait dire, presque impossible de ne pas le faire. Et il serait illusoire de penser qu'un thérapeute, quel que soit son modèle, puisse se dégager totalement de ce pouvoir, si minime soit-il. Ainsi, pour que la personne trouve sa propre expression et puisse se saisir de son pouvoir personnel, celui de décider pour elle-même, il est essentiel que le thérapeute fasse le moins de suggestions possible.

Comment, en effet, accompagner une personne vers une prise d'autonomie, en arbitrant pour elle, en ne lui laissant pas l'opportunité de trouver elle-même ce qui a de la valeur à ses yeux ? Comment lui montrer qu'on la respecte si on ne lui donne pas la possibilité de s'exprimer ? Comment peut-elle prendre conscience de sa liberté, si on ne lui laisse pas l'opportunité d'être elle-même ? Certainement pas en ignorant sa subjectivité. Le vécu de chacun est si particulièrement singulier qu'il est parfois très difficile de le partager. Dans un premier temps, il est alors seulement possible d'accueillir le mouvement interne de l'autre. La notion de mouvement est très importante dans la compréhension de l'Approche Centrée sur la Personne. Pour Carl Rogers, le mouvement implique le vivant, le fluide, le changement, le processus, l'adaptation. La capacité de percevoir une sensation, un sentiment à peine décrit, un doute, un souffle, pour essayer d'être présent à la réalité de l'autre permet de le soutenir dans son voyage intime. Dans cette fluctuation libre, le client peut contacter ses ressentis, trouver ses références, constituer ses repères. Le thérapeute accueille, il ne valide pas, il accepte l'autre dans « sa » vérité. Le client peut alors la reconnaître comme faisant partie intégrante de lui-même.

Une personne ne peut pas s'épanouir sous un regard objectif extérieur, souvent jugeant. Pour comprendre le style unique du client, sa façon particulière de se percevoir, d'appréhender les événements de sa vie, il est impératif de prendre en compte son point de vue. Dans les premiers temps de la thérapie, habitué à suivre les références externes, le client ne laisse pas sa subjectivité arriver à la conscience. Peu à peu, l'exploration intime de son monde intérieur, loin de le renfermer dans une illusion narcissique, va lui permettre de découvrir sa vraie nature. Il deviendra de plus en plus indépendant et pourra être à son tour en contact avec la subjectivité de l'autre.

Ainsi, la personne n'est pas considérée comme un objet. Aucune « vérité » ne lui est imposée. On peut suggérer que « la » vérité n'est pas une constante, mais qu'il y a plutôt de nombreuses « réalités ». Différentes conceptions, différentes perceptions, toutes mouvantes, souvent floues, plus ou moins ressemblantes, parfois très éloignées les unes des autres.

Être et non pas « faire »

Dans l'Approche Centrée sur la Personne, la notion d'« être » prime sur celle de « faire ». « Être » implique une manière de considérer la présence, une finesse de la perception, une conscience de soi dans une disposition d'ouverture au monde. L'« être » incarne le vivant, il ressent, écoute, vibre, perçoit, pense, saisit, discerne, réagit, s'adapte. Être suppose, à la fois, un lien avec ce qui nous entoure et, simultanément, un contact avec notre ressenti interne. Ne pas inclure le « faire » ne signifie pas qu'il n'y a pas d'action ni que cette « façon d'être » se réduit à de la passivité. Lorsqu'un être est en relation avec autrui dans une situation donnée, l'action se produit sans qu'il y ait d'intention précise. Il y a adéquation. L'idée maîtresse de cette approche est que la personne possède ses propres ressources, qu'elle peut les contacter ou les re-contacter et développer son potentiel de croissance au maximum de ses capacités. Pour cela, il faut davantage se laisser « être » que s'obstiner à « faire ». Rogers précise que la thérapie vise « *la recherche ou plus exactement l'émergence de son être intime*[1] ».

Il s'agit de toucher l'essence de son être, ce noyau indestructible, lieu d'origine de nos ressources fondamentales, de trouver l'énergie nécessaire pour favoriser notre développement et avoir confiance dans notre processus de vie. Dans cette perspective, l'objectif du psychothérapeute est d'aider le client à vivre son expérience de lui-même dans l'immédiateté, de stimuler son aptitude naturelle aux changements, le guidant ainsi vers une ouverture et une acceptation totales de ce qui est. Rogers défini l'Aproche Centrée sur la Personne ainsi : « *L'Approche Centrée sur la Personne est donc, principalement, une façon d'être qui trouve son expression dans les attitudes et les comportements qui créent un climat favorisant la croissance*[2]. »

Dans « Approche », il y a l'idée de proximité, d'aller vers, de rejoindre, de réunir, d'être ensemble, loin du mot « technique » qui suppose un savoir-faire et donne une forme de pouvoir sur l'autre. Ce n'est pas non plus une « théorie » qui fige la personne pour expliquer les mécanismes de sa psyché, ni une tentative de catégoriser les distorsions, qui stigmatisent le client par une étiquette indélébile à laquelle il risque de s'identifier lui-même. Une approche, c'est une façon d'être proche de l'autre avec une distance respectueuse, afin de lui laisser suffisamment d'espace pour qu'il trouve sa liberté et son autonomie dans un développement sans cesse en évolution.

1. Rogers C.R., *Client-Centered Therapy*, op. cit.
2. *Ibid.*

Le terme « Centrée » indique que le client est au centre de la relation établie entre le thérapeute et le client. C'est lui en tant qu'individu à part entière qui peut trouver les solutions efficaces pour comprendre ses troubles. Le thérapeute est centré sur le client dans l'instant thérapeutique, sur ce qui surgit maintenant. L'individu est considéré dans sa dimension ontologique, pour lui, en tant qu'être, et non en fonction de ses symptômes ou d'un cadre de références externe qui risquerait de l'éloigner de sa connaissance intrinsèque.

La notion de « Personne » est capitale. Elle signifie que l'on s'adresse à une entité unique et incomparable, envisagée dans sa totalité, sans dichotomie corps/esprit, santé/maladie, sans connotation impliquant un sujet déficient incapable de se prendre en charge même si, parfois, une assistance lui est nécessaire pour y parvenir. La principale caractéristique de la personne c'est sa liberté. C'est vers cette personne que se canalise toute l'attention du thérapeute.

Ces trois référents sont donc inexorablement imbriqués les uns dans les autres. Ainsi, étroitement liés, ils prennent tout leur sens dans la conception de cette méthode thérapeutique.

Les paradoxes

Rogers s'est définitivement démarqué des autres théories psychologiques contemporaines de son époque, par ses choix révolutionnaires, prémices à une autre conception des relations humaines, tant dans le domaine psychologique que familial, scolaire, institutionnel, social et politique. Son influence est manifeste et ne cesse de s'étendre au-delà de l'application de l'approche dans un objectif strictement psychothérapeutique, ce qui, à n'en pas douter, lui aurait parfaitement convenu. Il avait un esprit largement ouvert et ne négligeait aucune possibilité qui pourrait permettre une meilleure communication entre les êtres. Il était convaincu que ses apports thérapeutiques pouvaient s'adapter à d'autres pratiques. Cependant, la méthode qu'il a développée est spécifique et subtile.

Elle comporte aussi un aspect paradoxal. Car comment, dans une demande d'aide, concilier accompagner sans diriger ? Comment ne pas avoir de projet pour son client quand on espère que sa situation s'améliore ? Comment prétendre ne pas provoquer de changement alors que l'on constate qu'il se produit ? Comment être au plus près du ressenti du client sans être intrusif ? Comment l'accepter sans approuver son comportement ? Comment être authentique en étant respectueux ? Comment refléter les sentiments sans influencer la personne ? Comment faciliter la prise d'autonomie alors qu'une certaine dépendance peut s'installer presque inévitablement en début de relation ? Cette approche ne peut assurément pas être comprise sans l'acceptation de la coexistence de ces paradoxes qui lui donnent un aspect vivant et créatif, et qui en soulignent la complexité. Rogers invite les thérapeutes à une « manière d'être » qui n'exclut rien, mais où tout s'articule. Cette position n'a rien d'une orthodoxie rigide. Il n'y a pas de fixité, dit-il, tout est mouvement. Mouvement qu'il est impossible de ne pas considérer. Rogers ne tenait surtout pas à délimiter son approche, qui deviendrait alors enfermée et bloquée dans une compréhension figée, pour devenir une technique dupliquée à l'infini dans laquelle les valeurs essentielles seraient impossibles à maintenir. Dans son ouvrage *Psychologie et relations humaines*, il écrit : « *L'intégration d'un nouveau segment d'expérience à une théorie présente l'avantage immédiat d'élargir les perspectives d'investigation, de recherche et de pensées, qui à leur tour déclenchent de nouveaux progrès*[1]. » Cependant, l'ouverture et la souplesse dont il faisait preuve procèdent d'une grande rigueur. L'ajout inapproprié de nouvelles notions ou le retrait incongru de certains fondements risquerait de réduire la puissance de son action. Sans limiter l'évolution de l'approche ni l'affinement de ses concepts, il est prudent de rester vigilant afin d'éviter toute déformation qui pourrait, par simplification ou complication excessives, lui faire perdre de sa valeur et de sa pertinence, en prenant peut-être le risque de la rendre moins efficace.

---

1. Rogers C.R., *Psychothérapie et relations humaines, théorie de la thérapie centrée sur la personne*, ESF, Issy-les-Moulineaux, 2009.

Chapitre 3

Les convictions de Rogers

*« La psychothérapie est expérience de soi à travers les relations
et par là le développement de la personnalité grâce
à une rencontre interpersonnelle[1]. »*

PETER SCHMID

Au fur et à mesure de son expérience clinique, Rogers accumule un matériel important issu des entretiens avec ses patients. L'étude de ces contenus confirme ce qu'il avait intuitivement pressenti. Il constate qu'un certain nombre de constantes se retrouvent chez tout individu. Cela semble manifeste puisqu'en tant qu'êtres humains nous présentons tous des dominantes communes. Bien entendu, ces bases similaires ne signifient pas, pour autant, que nous agissons tous exactement de la même façon, bien au contraire. Ceci n'est plus à prouver, et pour Rogers, c'est une évidence. Chaque personne est différente, par ses caractéristiques, son rythme interne, ses possibilités d'individuation et ses capacités d'adaptation. Il faut tenir compte des multiples facteurs qui nous différencient, qu'ils soient génétiques, organiques, physiologiques, psychiques, environnementaux, socioculturels, etc., pour mesurer les particularités de chacun. Cependant, s'il n'y a pas de modèle type de notre fonctionnement, Rogers constate trois facteurs majeurs, présents chez chacun d'entre nous.

© Groupe Eyrolles

---

1. Schmid P., « La psychothérapie centrée sur la personne : une rencontre de personne à personne », *ACP-PR*, n° 9, La Queue-lez-Yvelines, 2009.

Les présupposés de base

En s'appuyant sur différentes données, Rogers se forge la conviction que la personne, investie par un élan vital, possède des capacités spontanées à assurer sa reproduction, à se diriger vers l'accomplissement de ses potentiels, vers un développement harmonieux de son être, quelles que soient les circonstances. Ces caractéristiques sont inhérentes à son organisme tout entier, dans une perspective autant physique que psychique, ces deux dimensions étant indubitablement inséparables. Ses expériences en tant que psychologue, dans les groupes et en thérapie individuelle, ou en tant que professeur à l'université d'État de l'Ohio, l'ont conduit à constater que la personne est fondamentalement portée vers une expression positive d'elle-même, c'est-à-dire qu'elle n'est ni foncièrement destructrice et désespérément irrécupérable, ni agie par des pulsions négatives et incontrôlables. Ces trois spécificités que sont la tendance actualisante, le processus directionnel et l'essence positive de la personne constituent la pierre angulaire de la thérapie centrée sur la personne.

La tendance actualisante

> « *La notion de tendance actualisante est le postulat fondamental de notre théorie et cette tendance se manifeste par l'organisme dans sa totalité et uniquement dans sa totalité* [1]. »

Rogers pose comme premier principe qu'une force naturelle, une pulsion incoercible, nous habite et favorise notre épanouissement. Cette énergie, qu'il nomme la « tendance actualisante », procède d'une impulsion plus vaste : la tendance formative qui, inscrite dans une dynamique spatiale, est responsable des mouvements et de la transformation de l'univers. Ceci posé, Rogers s'intéresse à une partie plus microscopique que le cosmos : l'être humain.

---

1. Rogers C.R., *Psychothérapie et relations humaines, théorie de la thérapie centrée sur la personne, op. cit.*

La tendance actualisante est un concept capital dans l'Approche Centrée sur la Personne. C'est une notion complexe, abstraite donc difficile à cerner. On peut la définir comme une force interne, un flux subtil, une source de vie, une énergie essentielle à notre réalité matérielle. La tendance actualisante est inhérente à chaque être vivant et lui fournit la possibilité d'évoluer et de s'épanouir. C'est une force autonome qui nous propulse dans un mécanisme d'actualisation de nous-mêmes et d'adaptation permanente à notre environnement. Cette énergie fondamentale est constante et innée. Elle stimule toute impulsion de croissance de notre organisme. Par « organisme », il faut entendre l'ensemble de la personne avec les différents organes et fonctions qui la constituent. Indispensable à notre développement, la tendance actualisante se manifeste dans toutes nos tentatives d'intégration, quelle que soit l'influence de nos pulsions internes ou des stimuli externes. Ce processus vital ne cesse d'être opérant tout au long de la vie. Rogers insiste sur sa fonction de régulation naturelle : « *Que l'environnement soit favorable ou défavorable, on peut s'attendre à ce que les comportements d'un organisme tendent à assurer sa préservation, son épanouissement et sa reproduction. C'est la nature même du processus que l'on nomme vie*[1]. »

Une interrogation fréquente à propos de l'aspect immatériel de la tendance actualisante pousse certains à la comparer à l'âme, ce concept teinté de nombreux présupposés religieux et culturels et qui déclenche tant de polémiques passionnelles. Chercher une réponse du côté de la mystique lorsqu'il n'y a pas d'explication rationnelle à un phénomène est un procédé fréquent. La tendance actualisante est un processus qui ne peut être vu concrètement, mais dont on peut constater les manifestations. Comparable au vent qui fait frémir la peau quand il la frôle sans qu'on puisse le voir, la tendance actualisante, invisible elle aussi, est ressentie viscéralement, intuitivement. Rogers lui prête un rôle majeur. Il la décrit comme une source d'énergie précieuse et polymorphe dont l'unique motif est le développement de l'individu dans sa globalité,

---

1. Rogers C.R., *Un manifeste personnaliste, fondements d'une politique de la personne*, *op. cit.*

tant dans sa constitution physique que dans sa compréhension psychique : « *Le flux de la vie prend des formes sans cesse plus diverses, corrigeant ses erreurs et progressant vers son propre épanouissement*[1]. »

La tendance actualisante est une force primordiale qui, semblable à un courant fluide, suit les mouvements de vie, au gré des événements favorables à la croissance, dans une syntonie harmonieuse. Elle agit à plusieurs niveaux, tant physique que psychologique, les deux interconnectés. Il est important de souligner qu'elle engendre des ressources spécifiques à chacun selon sa constitution et ses caractéristiques d'évolution. Alliée aux dispositions organiques et aux composantes psychologiques variables pour chaque personne, elle confère à l'individu son statut d'unicité.

Bien que la confiance de Rogers dans la puissance vitale soit inébranlable, force est de constater, et il est le premier à le remarquer, que dans certaines situations, la tendance actualisante, pourtant toujours présente chez l'individu, peut être, momentanément, détournée ou neutralisée, voire parfois, anéantie. En effet, elle ne peut être vraiment à l'œuvre et agissante positivement que si elle circule librement. Autrement dit, lorsque toutes les conditions sont favorables et que rien ne la bloque ni ne la détourne de son action virtuelle. Elle permet alors la réorganisation permanente du concept du Soi, c'est-à-dire qu'elle favorise l'épanouissement de la personne, sa connaissance d'elle-même et son adaptation au monde qui l'entoure. En revanche, si de trop fréquentes pressions internes ou externes interfèrent négativement, elles rendent son efficience impossible. Cela se produit dans divers contextes. Lorsqu'un accident grave a lieu, par exemple, et qu'une partie du corps peut être très endommagée, parfois définitivement détruite. Ou encore si une personne subit des traumatismes psychologiques profonds, provoqués par des événements externes graves ou des conflits internes très menaçants. Cependant, même dans ces situations, la tendance actualisante garde un pouvoir d'adaptation aux circonstances, aussi dramatiques soient-elles, et peut solliciter des ressources inouïes chez l'individu concerné. Dans ces moments-

---

1. *Ibid.*

là, la direction qu'elle prend peut sembler quelque peu désespérée, mais la nature a ses mystères, et suivre le mouvement des événements peut parfois mener à prendre un itinéraire étrange pour rétablir le bon fonctionnement de la personne, et pourquoi pas à emprunter des chemins extrêmes. Il y a ici quelque chose de l'ordre de l'inconnu sur lequel nous n'avons aucun contrôle. Un mystère bien gardé que seule la confiance dans la force du potentiel de croissance humain peut nous permettre d'accepter avec une certaine sérénité.

Un processus directionnel

> *« Ce qui "motive" le comportement des organismes, c'est cette tendance à aller dans une certaine direction qui est essentielle[1]. »*

L'organisme humain, comme tout organisme animal ou végétal, se comporte de manière à se développer dans une certaine direction, la plus favorable à son épanouissement. Rogers y voit un élément essentiel. Ce mouvement interne a sa propre dynamique et est seul à pouvoir déterminer son orientation. Seule une contrainte incoercible peut l'empêcher de diriger sa course et n'aura comme résultat que de ralentir ou de détourner le processus d'évolution. Chez chaque individu, ce processus est différent et devra être considéré dans sa particularité.

La notion de « processus » dans l'Approche Centrée sur la Personne est un concept central. Cela implique qu'il y a mouvement. Le mouvement désigne ici la mobilité ininterrompue des événements, des émotions, des relations, de l'environnement, et du temps. Rien n'est fixe, tout bouge, tout se modifie. Face à cette évolution constante, nous devons nous réajuster sans cesse. Tout change constamment. Tout est en mouvement. Le mouvement, c'est la vie qui s'exprime à tous les niveaux. Du mouvement cellulaire au mouvement cosmique, du mouvement global de l'être à celui de toutes les matières, à tout ce qui constitue notre univers.

© Groupe Eyrolles

---

1. *Ibid.*

À l'intérieur de l'être humain, tout fluctue aussi. Il y a des jours pleins de désir, d'autres remplis de désespoir, puis le lendemain notre humeur change, parfois même d'une minute à l'autre, et les forces s'inversent. C'est cette succession d'états qui crée le mouvement, dans l'environnement comme à l'intérieur de soi. Cela nécessite une adaptation permanente. C'est bien l'organisme dans sa totalité qui guide le processus d'évolution, d'où l'inutilité de vouloir l'influencer de l'extérieur sur un mode principalement mental. Dans le cadre de la thérapie, ce phénomène incontournable doit être impérativement respecté. Cette particularité de ne pas pouvoir intervenir sur l'orientation du processus de la personne valide le choix de non-directivité, spécifique à l'Approche Centrée sur la Personne. L'acceptation de l'inefficacité d'un contrôle externe prend ici toute sa pertinence.

L'essence positive de la personne

> *« J'ai toujours pu m'appuyer sur le fait que si je peux traverser la coquille, si je peux atteindre la personne, il y aura un noyau intérieur positif et constructif*[1]. »

Rogers soutient que la personne est fondamentalement « positive ». Ce qui est fréquemment devenu : « une personne bonne ». Cette appellation a souvent été comprise dans un sens très restrictif, comme une confrontation entre bon et mauvais. Ce n'est évidemment pas ce qu'il voulait signifier. Que l'entendement simpliste de ce terme soit dû à une mauvaise traduction ou à une interprétation erronée, il n'en reste pas moins que sa signification dépasse largement le sens rousseauiste qu'on lui impute généralement. La confiance immuable que Rogers a dans les ressources intérieures de la personne ne provient que de sa croyance inébranlable dans l'essence positive de la nature humaine.

---

1. Baldwin M., « Entretien avec Carl Rogers sur l'utilisation du self en thérapie », *op. cit.*

Considérer la personne dans sa globalité a une incidence fondamentale dans l'appréhension de l'être. Cette vision des choses, qui envisage l'organisme dans son unité corps et esprit, indissociable, élimine aussi la dichotomie des attitudes jugées bonnes ou mauvaises puisqu'elles participent au même mouvement d'adaptation et ne se déterminent différemment qu'en fonction de l'expérience vécue et du regard que l'on y pose. Dans une situation donnée, une personne réagira en ayant recours à ses possibilités du moment et dans le contexte considéré. Si la personne est en harmonie avec son ressenti interne, son attitude sera adéquate, donc ni bonne ni mauvaise. Bien que Rogers ait été taxé d'optimiste, d'idéaliste, voire d'utopiste, en parlant de la « bonté » de la personne, cela n'a jamais ébranlé ses convictions. Il ne nie aucunement les attitudes négatives, violentes ou destructives qu'un individu peut être amené à adopter en réponse aux événements qui se produisent, mais ne l'accuse jamais d'avoir une nature définitivement « mauvaise ». Une nature si dangereuse qu'il faudrait la dompter et la soumettre à une autorité contraignante pour mieux la juguler. Rogers n'a pas la naïveté qu'on lui prête souvent. Ce qu'il voit dans l'homme, c'est la possibilité de se développer positivement, en adaptant ses besoins à la fois à ses contraintes internes et à l'exigence de l'environnement, en puisant dans ses propres ressources. Il a une foi, sans limites, dans les potentialités optimales de l'individu.

Ces trois axiomes découlent l'un de l'autre à travers un mécanisme évolutif constant. Partant du postulat que l'individu est envisagé comme essentiellement dirigé vers une expression positive de lui-même, qu'il est investi d'une énergie constructive, elle-même orientée vers une croissance qui vise la meilleure adaptation possible selon les conjonctures du moment, Rogers pose ces propositions déterminantes comme base de son approche. La manifestation énergétique que représente la tendance actualisante obéit à sa force propre. Elle peut être envisagée comme une motivation permanente de l'organisme à s'actualiser, sans préméditation particulière, mais avec une liberté imprévisible. Cette motivation ne suppose pas de volonté, elle indique plutôt une nécessité irrépressible à l'émergence d'une expression, d'un flux énergétique, d'un devenir. Il n'y a pas d'ambition à obtenir quelque chose ou à atteindre un objectif qui demanderait une mise en actes intentionnelle, dirigée vers un but déterminé, comme il est d'usage de l'entendre. Notre système serait motivé par un besoin de réalisation. Conduit par un mouvement interne, en écho aux mouvements externes, l'individu est porté vers une conscientisation de lui-même toujours plus complexe. Cette nécessité d'être s'exprime par l'être en relation. Pour continuer à évoluer vers une plus grande compréhension du monde, il doit être en interaction avec l'autre et son environnement à l'unisson d'une même vibration. Une communication fluide avec autrui est indispensable. Rogers souligne que l'être humain ne se développe qu'en relation. D'où l'importance de la place qu'il lui donne dans son approche thérapeutique.

La relation thérapeutique

« La relation thérapeutique est expérience de croissance, on y apprend à faire des choix, devenir adulte avec un autre adulte. Ce n'est pas une préparation à la vie, mais la vie elle-même. Le changement a lieu dans la thérapie[1]. »

Dans l'Approche Centrée sur la Personne, la relation est d'un genre particulier. Si les recherches de Rogers l'amenèrent d'abord à élaborer la relation au cœur de la thérapie individuelle, il utilisera et spécifiera plus tard cette inspiration dans son travail avec les groupes de rencontre. Ces expériences duelles et collectives le conduiront à dégager l'importance capitale de la relation en psychothérapie. Il avait commencé à développer ce don exceptionnel pour entrer en relation avec autrui, au retour de son voyage en Chine, et avait goûté aux effets positifs produits par la dynamique de groupe, pendant son séjour à l'université du Wisconsin et à

---

1. Rogers C.R., « Some Newer Concepts of Psychotherapie », conférence donnée à l'université du Minnesota, 1940 (traduction libre de Françoise Ducroux-Biass).

l'Union Theological Seminary de New York. Cette aptitude ne fera que se confirmer durant sa collaboration avec ses collègues universitaires et chercheurs de Chicago.

La relation, qu'elle soit thérapeutique ou non, induit l'idée d'un rapprochement, d'un contact. Quelque chose d'indéfinissable se joue entre les personnes sur différents plans. Souvent, il n'y a pas besoin de mots pour qu'un lien se crée. Les informations circulent lorsqu'il y a une vraie présence, une attention à l'autre, un désir de le rencontrer. Nous savons que les paroles ne suffisent pas pour communiquer à un niveau profond. Un enfant, qui reçoit des caresses, des baisers, s'il est pris dans les bras avec une réelle tendresse, ne se sentira pas inquiet, il sera rassuré, paisible. Ce sont ces gestes et ces sollicitudes qui lui feront comprendre qu'il est en sécurité et aimé bien plus que des paroles qui peuvent parfois être vides de sens. Au fond, communiquer sans le verbe, c'est retrouver cette faculté enfantine de capter l'essentiel en restant en lien avec son ressenti et celui de l'autre. L'enfant connaît très bien l'existence du monde mental de l'autre, sans avoir recours à la parole.

Dans la relation thérapeutique, il s'agit de restaurer ces capacités de contact avec soi-même et cela se fait avec et à travers l'autre. Le climat suscité par le thérapeute est sous-tendu par sa qualité de présence. Une présence simple et sans attente qui ouvre un espace de liberté laissant la place à l'émergence de ce qui se vit dans l'instant immédiat, en toute sécurité. Il n'y a « presque rien » à faire et c'est là toute la difficulté. Être totalement présent, dans une disponibilité offerte, un abandon de soi à la présence de l'autre dans une communication interpersonnelle et réciproque, dans une confrontation de deux entités. Rogers a souvent cité Martin Buber[1] qui définit la rencontre comme l'immédiateté de la relation Je-Tu, un événement où l'on devient présence à l'Autre. « *Toute vie réelle est une rencontre[2].* »

---

1. Buber Martin : philosophe autrichien de la fin du XIXe au début XXe, célèbre pour sa philosophie du dialogue.
2. Buber M., *Le Je et le Tu*, Beacon Press, New York, 1923.

La relation engendre une situation dans laquelle la personne se révèle à elle-même pour autant qu'elle reconnaisse l'autre comme sujet. La rencontre de deux sujets distincts, reconnus dans leur unicité, ne peut s'effectuer qu'entre deux être égaux, en tant qu'individus à part entière, sans établir de comparaisons, sans considérer une quelconque hiérarchie basée sur leurs qualités respectives. La rencontre qui a lieu lorsque les deux protagonistes développent une présence réelle à l'autre implique de se connaître et de se comprendre. Le client n'a rien à prouver au thérapeute. Il cherche à retrouver ses capacités d'individuation et restaurer son énergie de croissance. Le thérapeute n'exerce aucun pouvoir qui risquerait de freiner l'affirmation de soi du client. Un face-à-face respectueux, où chacun sollicite chez l'autre ce qu'il a d'authentique en lui, va s'établir dans une action mutuelle. C'est par une présence réelle que client et thérapeute rendent la rencontre possible. Prendre soin est au cœur de la relation thérapeutique, soin de soi et de l'autre dans une réciprocité souvent négligée.

Essentielle pour favoriser le processus thérapeutique, la relation est garante de la dynamique constructive qui va favoriser l'autonomie vers laquelle tend le client. Ce qui se joue ici se passe à un niveau subtil et touche l'intimité de l'être dans une compréhension instinctive. Dans la relation intervient un facteur nécessaire à l'actualisation d'une image positive de soi, *la confiance*. Cette composante fondamentale, sans laquelle la personne osera difficilement faire face à ses sentiments contradictoires, ses peurs et ses doutes, est indispensable à la qualité de la relation. La confiance que le thérapeute accorde au client, dans ses capacités à résoudre ses difficultés, favorise ses prises de conscience, le rassure sur ses aptitudes et lui redonne confiance en lui. Cette position donne une possibilité de reconnaissance de soi en tant qu'individu fiable, lui-même digne de confiance en face d'une entité dotée de la même caractéristique.

L'affirmation de soi s'établit par une approbation externe, véritable validation par l'autre qui risque d'aboutir à une dépendance. Afin d'éviter le piège de l'identification et faciliter la différenciation, une syntonie harmonieuse doit permettre à ces deux mouvements de s'articuler sans se neutraliser. La complexité est de reconnaître leur coexistence, inhérente à l'individu, dans une acceptation du double besoin de lien et de dépendance. Il y a un équilibre subtil à maintenir entre les deux. Pour que le client puisse s'affirmer en tant qu'être complet et solide, il a besoin d'être conforté dans son identité en même temps qu'il reconnaît l'autre dans son altérité. Si on n'accorde pas cette spécificité à l'autre, elle s'intègre difficilement en lui.

Rencontre et qualité de présence participent à déterminer l'efficacité de la relation. À cela s'ajoutent des attitudes essentielles, qui seront développées plus loin, nécessaires à l'établissement du climat indispensable pour que le processus thérapeutique ait lieu, et puisse permettre au client de s'épanouir et de s'éprouver dans son rapport au monde. Il lui deviendra alors possible, au cours de la thérapie, de se diriger avec aisance et assurance dans sa vie personnelle et professionnelle sans subir les contraintes extérieures, mais en adaptant les exigences de l'environnement aux siennes, sans nier ses expériences internes. Pour Rogers la relation thérapeutique est une manifestation de la vie.

La conception de la personne

« Une personne est celui ou celle qui est devenu(e) lui-même ou elle-même précisément à travers les autres, ce qui implique interdépendance, solidarité et responsabilité[1]. »

La notion de « personne » implique non seulement l'individu en tant qu'entité physique pensante, mais également sa façon d'être vivant, présent et authentique, dans l'acceptation de soi et de l'autre. Étymologiquement, « personne » signifie *persona*, c'est-à-dire un masque, une image extérieure de l'être. Dans l'Approche

© Groupe Eyrolles

---

1. Schmid P., « De la connaissance la reconnaissance », *Carriérologie*, vol. 9, n° 3, 2004.

Centrée sur la Personne, on inclut dans la notion de personne l'intérieur et l'extérieur, l'être et l'apparence unis dans une seule expression, non divisée, celle de son essence sans déterminations particulières et acceptée dans sa globalité, parfaite. Dans cette optique, l'union de ces deux composantes implique de reprendre contact avec son Soi « réel » en abandonnant le Soi « façade ». La personne va plonger au niveau le plus archaïque de son être, toucher son noyau fondamental, et retrouver son unité originelle, sa nature essentielle. Cela n'est pas sans rappeler cette phrase du philosophe humaniste Baruch Spinoza[1] : « *Nous savons que chaque être, pris en lui-même sans aucun rapport au reste des choses, renferme une perfection qui n'a pour bornes dans chaque être que sa propre essence, et que l'essence même d'un être n'est pas autre chose*[2]. »

Envisager la personne dans sa globalité signifie qu'on ne peut pas l'accepter partiellement, mais dans son entièreté, avec ses qualités, ses défauts, ses pensées, ses ressentis, ses peurs, ses désirs, son statut professionnel, son rang familial et social, son origine, sa tradition, son éducation, etc. Tout ce qui la constitue fait partie intégrante de sa personnalité. Chaque personne a une histoire particulière, un aménagement biologique et psychique singulier, qui lui confère un comportement spécifique et lui donne un caractère unique. Les influences qu'elle subit de son milieu sont multiples et lui fournissent l'opportunité de se développer en interaction avec le monde qui l'entoure, et plus précisément en étant en relation avec autrui. Tentant d'accorder son vécu interne et ses expériences en prenant conscience de soi, elle définit son identité en se distinguant des autres par la représentation qu'elle a d'elle-même dans une subjectivité qui lui est propre. Tous ces facteurs participent à l'être au monde de la personne et la guident vers l'appropriation de sa liberté.

---

1. Spinoza Baruch : philosophe néerlandais du XVIIe siècle.
2. Spinoza B., *Lettres sur le mal*, Éditions de l'Herne, Paris, 2009.

La notion d'organismique

« Les individus sont aptes à faire confiance à leur réaction organismique totale à une situation nouvelle[1]. »

La plupart du temps, « organismique » est lié à une perception, un ressenti, une compréhension. Il indique la sensation globale d'une expérience, captée par l'organisme entier. Quand Rogers parle d'organisme, il fait avant tout référence à quelque chose de vivant, à toute entité, animal, être humain ou groupe, qui se développe, évolue et agit. En ce qui concerne l'être humain, la conception d'organisme inclut, dans une totalité indivisible, un tout psycho-corporel. Cet ensemble ne peut être intégral et parfaitement accompli que s'il est en communication constante, tant avec ses résonances internes qu'avec ses perceptions externes, captées dans l'environnement. Avec ces multiples informations, il établit un échange permanent, authentique et harmonieux. Cet organisme fonctionne comme un système ouvert à ses expériences immédiates en relation intime avec l'extérieur, et donne ainsi à la personne l'accès à sa réalité en lui conférant le sens signifiant de son expérience immédiate. « Totalité organismique » ou « être global », c'est dans cet ensemble que toutes les expériences se vivent et définissent l'individu. La notion d'« organismique » est primordiale. Elle fait référence au ressenti profond du client et non à une attitude plaquée par les convenances sans rapport avec l'essence de la personne. Ressentir d'une manière « organismique » c'est pouvoir se référer à ses propres valeurs, faire confiance à l'écho interne qui guide avec certitude vers ce qui est juste pour soi, vers la croissance.

L'organisme dans sa globalité se dirige de façon constructive, en fonction de son actualisation. Lorsque la partie consciente, sous influences externes, se coupe de son ressenti organismique, elle s'oriente parfois dans un sens diamétralement opposé aux besoins de l'organisme. La division qui apparaît alors entre ces deux

---

1. Rogers C.R., *Le développement de la personne, op. cit.*

aspects : conscience et ressenti organismique, entraîne une perte de contact avec son Soi intime et se manifeste par une inadaptation et des troubles plus ou moins importants. Ces deux modes d'expression de la globalité organismique ne peuvent plus s'accorder et le conflit qui en résulte génère la confusion. Les défenses du Soi se rigidifient pour se protéger de l'angoisse ainsi provoquée. Plus la rupture entre ces deux aspects se renforce, plus elle risque de déboucher sur une distorsion, voire une désorganisation psychique. Cependant l'organisme ne se laisse pas paralyser par les répressions du mental. Il est capable d'une discrimination en deçà du niveau de la conscience, ce que Lazarus et McCleary nomment « *subception*[1] ». Cette notion indique que, sans atteindre une symbolisation de l'expérience, une information sur la situation vécue est saisie et s'accompagne d'une réaction instinctive appropriée. Cela peut être la mise en place instantanée d'une protection dans le cadre d'un danger physique imminent, par exemple. À un niveau psychique, cette distinction inconsciente permet à l'individu d'ériger une défense contre une menace sans en mesurer précisément la signification. Dans un entretien avec David E. Russell, Rogers confiait que ce concept de « *subception* » était confirmé dans ses recherches : « *Psychologiquement [...] on peut capter* (subceive) *le fait que "je suis malheureux dans mon mariage" ou que "je n'aime pas ma mère", ou quoi que ce soit*[2]. » Ces informations restent en dessous du niveau de la conscience et participent à rendre les personnes anxieuses. Les tendances organismiques discriminantes sont donc d'une grande fiabilité. Il est particulièrement fructueux d'y porter une attention spécifique. Isolée, cette impression non différenciée franchit *a minima* le barrage des mécanismes de défense et, comme le souligne Rogers : « *Cette notion de subception explique, dans le cadre de nos théories, la capacité du sujet de distinguer le caractère menaçant d'une*

---

1. Lazarus et McCleary, « Autonomic discrimination without awarness » cité par Rogers dans *Psychothérapie et relations humaines*, vol. 1, Publications universitaires de Louvain & Béatrice-Nauvelaert, Paris, 1973.
2. Rogers C.R. & Russell D., *The Quiet Revolutionary*, Penmarin Books, Roseville, Californie, 2002 (traduction libre de Geneviève Odier). Reproduit avec l'autorisation de Natalie Rogers.

*expérience sans se rendre pleinement compte de ce caractère mena-
çant*[1]. » Bien qu'à peine discernable, une telle sensation donne des
indices précieux. Nous sommes ici aux franges d'une meilleure
appréhension de soi. Prendre conscience de la signification de ces
mouvements internes conduit à une symbolisation. Elle donne à
la personne la possibilité d'une réconciliation entre ces deux parties, organismique et psychique, qui, divisées, l'affaiblissent et ne
lui laissent pas accès à un épanouissement optimal.

Conscience de soi

> « *C'est par une plus grande prise de conscience de soi que des choix mieux
> informés sont rendus possibles, des choix libres de toute introjection,
> des choix conscients qui s'accordent encore davantage
> avec le courant de l'évolution*[2]. »

L'élément essentiel qui participe activement au changement de
personnalité chez le client est la « conscience » ou plus exactement
la « conscience de soi », que Rogers ne cesse d'évoquer. Lorsqu'il y
a conscience, il y a conscience de quelque chose, mais aussi l'idée
d'être conscient d'être quelqu'un. La conscience de la connaissance de Soi objet par le Soi sujet se nomme la « conscience de
soi ». La conscience sous-tend une notion de globalité, d'indivi-
sion. Karl Jaspers écrit : « *La conscience est la totalité du moment, la
totalité de la vie psychique actuelle*[3]. » Dans un premier temps, cela
suppose d'avoir une perception de sa propre existence, de sa réalité, une sorte de connaissance intuitive de soi. Dans un second
temps, cet état de veille intense développe une faculté de capter ses
sensations grâce à une présence quasi constante à soi et à l'environnement. Avec un niveau de vigilance accrue, l'individu peut se

---

1. Rogers C.R., *Psychothérapie et relations humaines, théorie de la thérapie centrée sur la
personne, op. cit.*
2. Rogers C.R., *A Way of Being*, Houghton Mifflin Harcourt, New York, 1995 (traduction libre de Françoise Ducroux-Biass).
3. Jaspers K., *Philosophie*, Springer, Paris, 1986.

situer par rapport au réel dans une large étendue d'échanges et d'interrelations avec son entourage. Il devient le seul à pouvoir communiquer ce qui l'habite, le surprend, l'interroge et ce qu'il ressent. Ces deux notions combinées déterminent, dans une même dynamique, une relation dans la perception d'une représentation que la personne a d'elle-même avec celle qu'elle a de la réalité. Carl Rogers dit que si ces deux images de connaissance interne et externe sont profondément conscientes, la personne est d'autant plus équilibrée. La conscience de soi implique que la compréhension qu'a l'individu des objets externes et de son environnement est toujours en relation avec lui-même. D'une manière générale, être conscient c'est avoir un regard objectif sur la réalité de son expérience immédiate. On est simultanément l'observateur et l'observé. En résumé, la conscience de soi signifie que l'expérience peut être représentée symboliquement, et qu'il y a compréhension de son intégration dans l'instant précis de sa réalisation.

Rogers place le concept de la conscience de soi au centre de la personnalité. Il considère l'importance de la place et de la fonction de la prise de conscience dans le processus d'actualisation de l'individu. Il remarque que l'aptitude à concentrer son attention de façon consciente et à symboliser ne représente qu'une petite partie de prise de conscience. En deçà de cette conscience se trouve la plus grande part de notre fonctionnement organismique, qui est non conscient ou partiellement conscient. La conscience de soi est la partie de cet ensemble qui a accès à toutes les informations sur soi et sur son environnement. Ou au moins celles que l'individu croit reconnaître de lui-même et de ses relations aux autres. La conscience de soi, dont parle Rogers, est la connaissance de ce que le client perçoit de lui maintenant, c'est-à-dire l'expérience qu'il a de lui-même et de sa relation au monde. Mais la personne n'a pas toujours une représentation exacte d'elle-même ni une évaluation pertinente sans failles de ses interactions avec autrui. Il y a le « Soi perçu » qu'elle pense être et celui qu'elle voudrait être, le « Soi idéal ». Un remaniement qui confondrait ces deux parties du Soi pourrait laisser émerger une troisième forme qui serait le « Soi réel », celui qui apparaît lorsqu'elle est en contact avec son organisme entier et qui inclut la partie du Soi ignoré. Plus ces diverses entités, en dialogue perpétuel, perdent leurs contours pour s'unir dans une même reconnaissance, plus le « Soi » est unifié, et plus l'individu fonctionne au mieux de ses possibilités. En incluant ces divers aspects, le « Soi » représente l'essence du sujet dans sa globalité. Idéalement, on pourrait dire le « Soi organismique ».

On ne peut pas, à proprement parler, envisager le « Soi » comme un état à atteindre. Le « Soi » est fluide et se modifie au cours des expériences, il s'actualise dans une adaptation permanente grâce aux prises de conscience. Dans l'Approche Centrée sur la Personne, la structure psychique est comprise comme un « Soi » organisé par des représentations internes des expériences de soi. Ses représentations constituent un concept du Soi, une structure qui se développe au cours de la différenciation de l'organisme. Il symbolise, au plan cognitif, l'image que l'individu a de lui-même et comprend les valeurs auxquelles il se réfère pour évaluer, accepter ou rejeter ses expériences. Cet agencement est fluctuant et son remaniement constant en fonction des événements et des acquis de la personne, il reste cependant cohérent. Rogers souligne : « *Le Soi se révèle donc comme une Gestalt qui se modifie, non essentiellement par voie d'addition ou de soustraction, mais par voie d'organisation et de réorganisation*[1]. » Les éléments qui le constituent sont accessibles à la conscience, parfois d'une manière partielle ou pas du tout, selon les capacités de prises de conscience de l'individu et les défenses que le « Soi » érige en cas de menace. Le Soi est l'instance qui permet de capter les perceptions et d'y attacher des valeurs. Il exprime une interprétation subjective de son expérience et joue un rôle sélectif pour se diriger vers une totalité ordonnée. Pour Rogers : « *Le Soi est un élément central de l'expérience subjective du client [...], le client ne semble pas avoir d'autre but que de devenir son "véritable Soi"*[2]. » Mais si le « Soi » s'adapte aux valeurs introjectées et non pas de façon organismique, l'individu se trahit lui-même, inconsciemment en quelque sorte. Certaines des valeurs qui composent le

---

1. Rogers C.R. & Kinget M., *Psychothérapie et relations humaines, op. cit.*
2. *Ibid.*

« concept de Soi » sont le résultat d'expériences personnelles, d'autres sont celles de personnes extérieures, intégrées comme si elles étaient les siennes. En incorporant des valeurs venant d'un cadre de références externes, l'individu perd sa subjectivité au profit d'une objectivité introjectée à laquelle il tente de s'identifier et qui n'est pas le reflet de son identité réelle. Ainsi, l'image qu'il va avoir de lui-même sera faussée. Une compréhension organismique exige que l'individu se réfère à ses propres valeurs afin de s'actualiser en sollicitant son pouvoir de créativité et d'adaptation. Plus il y a conscience de soi, plus l'individu a la capacité de vivre pleinement son expérience dans un accord parfait avec ses ressentis. La représentation qu'il a de lui-même est proche de son essence réelle et son estime de soi grandit.

La conscience et la compréhension de soi ne s'acquièrent pas sans réveiller des peurs parfois bien dissimulées. Le face-à-face avec soi-même que cette compréhension implique est souvent redouté. L'individu n'est pas toujours capable de l'affronter, et est souvent prêt à tout faire pour l'éviter. Mais c'est sans tenir compte de la pulsion de vie. L'énergie qui pousse vers l'accomplissement, vers une évolution positive, la tendance actualisante oblige à défier cette peur qui empêche d'être présent à la réalité. La conscience de soi permet à la personne de redécouvrir ses pouvoirs internes, de ne plus chercher à l'extérieur ce qu'y se trouve à l'intérieur d'elle-même. Elle trouve ainsi ses propres marques et le courage d'être soi-même. Pour atteindre la stabilité, il lui faut abandonner les faux repères, ceux qui ne sont pas les siens, ceux qu'on lui a imposés ou qu'elle a pris à autrui, les faisant siens sans qu'ils soient adaptés à sa personnalité.

La conscience de soi va donner accès à une meilleure adéquation entre le concept de Soi et l'aspect organismique et rétablir un flux harmonieux. Plus une personne est consciente des mouvements de son organisme, mieux elle fonctionne. Avec une plus grande conscience de soi, la personne « *serait libre de vivre un sentiment de façon subjective, comme d'en prendre conscience. Elle pourrait faire l'expérience de l'amour, de la souffrance ou de la crainte en vivant subjectivement cette attitude. Ou elle pourrait s'abstraire de cette sub-jectivité et se rendre compte, consciemment, de "je souffre", "j'ai peur", "j'aime vraiment"*[1] *»*. C'est vers cette liberté que le thérapeute tente d'accompagner son client.

Grâce à cette unification interne, la personne gagne en lucidité et en discernement. Elle peut désormais affronter sa réalité sans crainte. Cette capacité est la clé de l'acceptation de soi et mène à l'abandon des illusions. Il arrive que le client se découvre bien différent de ce qu'il aurait souhaité devenir. Une telle constatation peut heurter ses convictions, mais cette nouvelle réorganisation psychique, la nouvelle « gestalt[2] » est tellement plus en adéquation avec son véritable être qu'un retour à l'ancienne forme chaotique serait inenvisageable.

L'importance de l'expérience

> *« En dernière analyse la seule chose dont l'homme puisse être sûr c'est de sa propre expérience*[3]. *»*

Les convictions de Carl Rogers prennent leur source dans sa propre expérience. Il s'est appuyé sur des observations empiriques pour étayer sa méthode et a développé sa théorie à partir de ces expériences. Il n'a cessé de porter intérêt à la prise en compte de l'expérience immédiate et cette réflexion est restée un de ses thèmes privilégiés toute sa vie. Il est essentiel, en effet, de pouvoir considérer le moment présent de l'expérience, c'est-à-dire ce qui est en train de se vivre, ainsi que l'évoque le terme anglais *experiencing* qui indique une présence et une vigilance accrues aux ressentis immédiats, concomitante à l'émergence d'une prise de conscience. Tout se passe comme si, avec une attention subtile et relâchée, sans aucune attente de la part du thérapeute, le client,

---

1. Rogers C.R., *Un manifeste personnaliste, fondements d'une politique de la personne, op. cit.*
2. Configuration dynamique et complexe organisée en un tout cohérent.
3. Rogers C.R., *Autobiographie, op. cit.*

dégagé de toute contrainte, était en contact profond avec lui-même. Il peut vivre et comprendre le sens de son expérience dans l'instant même où elle se produit. La perception de son vécu est exacte, et il est en accord avec « sa réalité » interne sans qu'il y ait conflit. L'insistance sur l'immédiateté de cette conscience de soi est primordiale. Elle traduit l'actualisation des sensations et des sentiments propres au client en lien avec son expérience présente, et non dans la réactualisation d'événements passés, ce qui, bien sûr, n'exclut pas la résurgence de souvenirs en relation avec la prise de conscience. Ce mécanisme se caractérise plus précisément par la recherche du « comment » on assimile les informations internes, en les adaptant aux sollicitations de l'extérieur, et non pas au « pourquoi » on réagit de telle ou telle façon. Autrement dit, ce n'est pas la cause d'une distorsion ni la circonstance dans laquelle elle est apparue qui est intéressante, mais la manière de la cerner et de réajuster le comportement en fonction de cet éclairage. Cette nouvelle compréhension du fonctionnement s'intègre dans une acceptation de soi, plus juste et plus complète, qui prime sur toutes les interprétations. « *Pour Rogers, c'est ce qui est immédiatement saisi par la conscience d'un individu qui doit être pris en considération dans une relation, et non pas les détours des significations anciennes ou tacites*[1]. »

Ainsi, la personne peut faire librement l'expérience d'un sentiment dans toute son intensité, sans inhibitions, sans contradictions. Cette dimension intérieure de l'expérience caractérise l'Approche Centrée sur la Personne. Elle est au cœur d'une captation personnelle de la signification de la véritable expérience de l'individu, celle qui s'assimilera le mieux, puisqu'elle aura été éprouvée d'une manière organismique, et de fait authentique. Parce que les sentiments appréhendés dans l'*experiencing*, ce présent immédiat, auront été reconnus et acceptés, une plus grande ouverture sera faite aux prochaines expériences. La personne pourra avoir davantage confiance en elle et dans ses choix. Ses décisions, plus avisées, favoriseront sa croissance et un plus grand épanouissement.

---

1. De Peretti A., « Carl Rogers ou les paradoxes de la présence », *Positions et Situations*, Paris, 1976.

Le respect du client

*« Le vécu subjectif d'une personne est digne du plus grand respect,
même si à d'autres personnes il paraît bizarre ou mal fondé*[1]. *»*

Les convictions de Rogers déterminent une éthique qui va
s'énoncer d'elle-même au fur et à mesure de l'intégration des principes qu'elles représentent. Ce n'est pas une éthique entendue dans
un sens moral. Comme cela a déjà été souligné, dans cette approche, la personne est au centre de la relation thérapeutique, elle
bénéficie d'une considération sincère et constante, d'une écoute
attentive et d'une réponse authentique. Deux individus se confron-
tent, dans une même unité de temps et d'espace. Il y a partage de
sensations, de réflexions, de sentiments, de compréhension. Ce
face-à-face induit la responsabilité de chacun et restitue ainsi à la
personne son pouvoir sur elle-même en écho à ce qu'elle perçoit
chez le thérapeute. Il ne s'agit pas d'une prise de pouvoir abusive de
l'un sur l'autre mais d'une puissance personnelle retrouvée, qui inspire un respect mutuel. Le terme « respect » vient du latin *respicere*,
de regarder, voir vers, dans le sens de renvoyer son regard en retour.
De là vient *respectus* qui signifie avoir de l'égard, de la considération
pour quelqu'un. On pourrait dire se regarder mutuellement avec
une attention qui inspire le respect. Aujourd'hui l'utilisation fréquente et sans réserve de ce mot l'a beaucoup déprécié. Il indique
principalement une attitude révérencielle en fonction d'un statut,
d'une hiérarchie, d'une qualité, oubliant de considérer essentiellement la personne dans sa particularité, indépendamment de sa
position sociale et professionnelle. L'Approche Centrée sur la Personne tient compte de deux aspects de l'individu : sa similarité à
autrui et sa singularité. Le respect suppose, à la fois, une égalité sur
un plan humain, la personne et le thérapeute placés à un même
niveau, la reconnaissance à l'autre de son unicité et sa différence.
Dans le cadre de la thérapie, cela induit de respecter le processus

---

1. Thorne B., *Comprendre Rogers, op. cit.*

d'actualisation du client. Cette spécificité de l'approche donne à l'accompagnement non directif toute sa pertinence.

Le respect a, de fait, une portée plus large et plus précise dans cette approche. Elle implique dignité et humilité. Le respect, c'est accepter la personne telle qu'elle se présente, telle qu'elle se connaît, telle qu'elle se raconte. C'est un respect gratuit, que le client obtient sans réserve. Ce n'est pas une attitude de bienséance, telle qu'elle est parfois adoptée dans une réunion sociale, même si cette dernière est utile, elle est d'un autre ordre.

La tendance actualisante, source d'énergie directionnelle, indissociable de l'organisme qu'elle anime, agit dans une mouvance qui sollicite l'ensemble de la personne dans un même élan. Au-delà de l'appréciation d'un tout non divisé, le client est aussi pris en compte au cœur de son expérience. C'est de cette forme de respect qui prend en considération la personne dans sa dimension totale et unique, en interaction avec le monde, qu'il est question dans cette approche. Maintenue comme valeur intrinsèque à l'approche tout au long de la thérapie, cette position permet au client d'acquérir plus de confiance dans ses ressentis et plus d'assurance dans ses actions. Il peut alors se respecter et s'accepter lui-même. En quelque sorte il accroît sa conscience organismique. La notion de respect du client ouvre à une dimension éthique dans cette approche. En respectant le client, son processus et la connaissance qu'il a de lui-même, le thérapeute ne fait aucune interprétation. Il suit le périple de son client, sans intervenir d'une manière intrusive, et ne prend aucune décision pour lui. Une pleine liberté lui est reconnue dans la manière de trouver des solutions à ses difficultés, ce que Barry Grant nomme le droit à l'autodétermination. Pour cet auteur : « *Le droit de diriger sa propre vie est un concept éthique, pas un concept psychologique ou empirique.* » Il ajoute : « *Les individus ont droit à l'intimité et à la liberté, le droit de croire et de vivre comme bon leur semble à condition qu'ils ne portent pas atteinte au droit des autres à en faire autant*[1]. » Cette réciprocité de

---

1. Grant B., « La nécessité d'une justification éthique en psychothérapie : le cas particulier de la thérapie centrée sur la personne », *ACP-PR*, n° 3, La Queue-lez-Yvelines, 2006.

respect mutuel est un fil rouge dans cette approche. Le client est donc compris dans son humanité, et, en tant que personne, il est lui aussi responsable. Il reçoit d'emblée une acceptation totale de son être global. Au-delà des apparences évaluées objectivement, en fonction de critères étrangers à la perception subjective qu'il a de lui-même, c'est l'essence fondamentale de cet être qui est accueilli. À l'acceptation totale et sincère du client s'associe une réponse authentique de la part du thérapeute dont la capacité à être sans artifice dans ces échanges avec son client se trouve renforcée. Comme le souligne Peter Schmid, cette qualité, la « congruence », est en lien direct avec la philosophie humaniste de l'approche : « *Répondre de façon authentique à une autre personne [...] constitue le défi éthique.* » L'authenticité implique le respect. En ne se réfugiant pas derrière une façade, en ne dissimulant pas ses ressentis, le thérapeute n'abuse pas le client. Il l'invite par une réponse claire et honnête à devenir « empathique » avec lui-même. La « tâche » du thérapeute est d'accompagner son client dans sa réorganisation du Soi, l'aspect majeur, essentiel à l'actualisation de la personne. Parce qu'il veut comprendre sa souffrance, se connaître, trouver l'harmonie et une meilleure adaptation, le client va vers le thérapeute chez lequel il trouve un soutien indispensable. Il y puise le courage d'affronter ses peurs, de prendre le risque de changer avec les bouleversements que cela peut entraîner. Ce n'est pas toujours un parcours facile. L'anxiété, le refoulement et les défenses inconscientes sont autant de moyens pour maintenir l'équilibre de la personne et qu'elle ne vacille pas. Le thérapeute doit tenir compte de cette sagesse instinctive et faire preuve du plus grand respect des mouvements internes de son client. Sa confiance dans le rythme du cheminement de son client est capitale.

Ainsi, le client garde son statut d'individu et n'est pas considéré comme un objet. Cependant, sa subjectivité ne peut être sincèrement prise en compte seulement si le thérapeute reste en contact avec la sienne. Cela marque à la fois le respect de la différenciation dans la relation thérapeutique et le lien relationnel intersubjectif qui s'y établissent. Nous sommes au cœur des valeurs que représente l'Approche Centrée sur la Personne, comme le souligne

© Groupe Eyrolles

Peter Schmid : « *La psychothérapie centrée sur la personne constitue la mise en pratique d'une conception de l'homme, qui comprend l'homme comme étant une personne et qui, de ce fait, le reconnaissant comme tel, le rencontre, au lieu de l'objectiver en cherchant à le connaître*[1]. » Cette remarque met en évidence une éthique rigoureuse que les psychothérapeutes de cette approche ne peuvent ignorer.

Tous les concepts élucidés par Rogers sont intimement imbriqués les uns dans les autres. Ils répondent dans leur agencement de la philosophie et de l'éthique de son approche ; une philosophie de vie non spécifiquement thérapeutique dont l'éthique constitutive s'applique à toute personne en quête de conscience. Comme le souligne Barry Grant : « *Rogers ne s'inquiétait pas trop de savoir si ce qui était fondamental c'était l'éthique, la recherche, la théorie ou l'inclination personnelle, parce qu'il croyait que tout se tenait.* » Pour lui : « *Chaque chose est partie intégrante de l'univers en cours de croissance et de réalisation*[2]. »

---

1. Schmid P.F., « La psychothérapie centrée sur la personne : une rencontre de personne à personne », *op. cit.*
2. Grant B., « La nécessité d'une justification éthique en psychothérapie : le cas particulier de la thérapie centrée sur la personne », *op. cit.*

Chapitre 4

La méthode

> « *L'Approche Centrée sur la Personne [...] est une philosophie de base plutôt qu'une simple technique ou une méthode. Quand cette philosophie est vécue, elle aide la personne à accroître le développement de ses propres capacités. Quand elle est vécue, elle stimule aussi un changement constructif chez les autres*[1]. »
>
> CARL ROGERS

Après avoir cerné l'origine des convictions de Carl Rogers, commencé à dégager les principes essentiels rendant compte de sa pratique thérapeutique, dont certaines notions appartiennent à divers champs de réflexion, philosophique, existentiel, psychologique et éthique, et démontré comment ces différents éléments s'articulent pour donner les bases de l'Approche Centrée sur la Personne, une exploration plus approfondie de cette méthode s'impose.

Le terme « méthode », suppose généralement l'utilisation d'un système rigoureux et bien défini et un recours à différents outils et techniques. Habituellement utilisée dans une activité d'apprentissage ou dans un programme de recherche, elle en détermine les

---

1. Rogers, C.R., The *Reader*, Houghton Mifflin Harcourt, Boston, New York, 1989 (p. 138, traduction libre de Geneviève Odier). Reproduit avec l'autorisation de Howard Kirschenbaum.

procédures. Ici, cela se passe différemment. La démarche thérapeutique n'est pas « rationnelle ». Elle ne vise pas un but particulier à
atteindre, et ne cherche pas à s'appuyer sur une quelconque logique
pour démontrer une vérité. On ne peut pas parler de « technique »
à proprement parler, c'est-à-dire d'un savoir-faire utilisant un dis-
positif précis qui, à l'appui de connaissances scientifiques, impose
un modèle de fonctionnement général. Ni outil, ni exercice, ni
exploration dirigée, ni utilisation de grille de lecture référenciée ne
sont nécessaires dans cette pratique.

Toutefois, si l'on devait employer le mot « outil », il serait attribué
au thérapeute qui, d'une certaine manière, est le seul à remplir
cette fonction, par sa présence, ses capacités, ses compétences, son
expérience. Il est l'« outil » de sa méthode dont il incarne les attitudes essentielles. Plus simplement, cette méthode repose sur
l'*intersubjectivité*. Il y a une personne en présence d'une autre
personne ; deux individus en contact. Cela constitue la première
condition pour qu'une relation commence à s'installer entre le
psychothérapeute et son client et favorise ainsi le processus thérapeutique, autrement dit le déroulement du mécanisme de changement et de transformation qui s'opère chez le client au cours de la
thérapie. Dans cette dimension humaniste, où le caractère unique
de la personne est mis en exergue, aucune démarche s'appuyant
sur une analyse ou un examen stéréotypés ne peut être d'une quelconque utilité.

Dans cette méthode, l'accent est mis sur la qualité de la relation
thérapeutique puisqu'elle permet au client, dans l'interaction avec
le thérapeute, de découvrir par lui-même ce qu'il peut utiliser pour
trouver les réponses à ses difficultés, et restaurer l'élan de sa croissance vers l'actualisation de ses potentiels. C'est donc le psychothérapeute qui, dans un premier temps, favorise cette rencontre en
fournissant un climat propice à l'instauration de la sécurité indispensable qui permettra à son client de vivre pleinement son expérience immédiate.

Certains des concepts utilisés par Rogers dans sa méthode
n'étaient pas inédits, beaucoup étaient exploités par les différents

mouvements thérapeutiques contemporains. Son mérite réside dans la manière dont il les utilisa et les assembla. Il les précisa, les clarifia, les déploya et, en les décortiquant à l'extrême, en démultiplia les effets. L'organisation systématique qu'il leur donna forme une méthode unique d'un humanisme revisité et d'une grande originalité.

Le climat

L'attitude et l'accueil du thérapeute vont permettre l'établissement d'un climat propice au développement du processus. La *confiance* et la *sécurité* sont les mots-clés de cette atmosphère sereine.

Le thérapeute offre au client un espace ouvert dont il peut disposer et qu'il peut utiliser comme il l'entend. Dans un agencement tout à fait libre, la position de face-à-face souligne l'égalité entre les deux protagonistes. Ils peuvent se voir, se regarder, tout en ayant la possibilité de détourner le regard spontanément si cela devient nécessaire. Un regard appuyé avec une trop grande insistance peut être dérangeant. Il est capital d'être vigilant. Il peut éventuellement y avoir un contact physique léger comme prendre la main, toucher le bras. Aucune pression ni aucune intrusion dans l'intimité du client ne doit lui être infligée. La disposition en vis-à-vis naturellement adoptée évite d'emblée l'idée qu'il y ait d'un côté celui qui détient la connaissance et de l'autre celui qui attend un avis externe sur ses problèmes psychologiques et son comportement, dans une attitude passive. L'orientation ainsi donnée indique l'implication du thérapeute dans une relation directe avec son client. Elle favorise l'établissement d'une dynamique active partagée. Le client qui demande de l'aide, parfois d'une manière détournée, est dans une grande détresse et présente des troubles d'une intensité plus ou moins intense. Cet état de souffrance, d'« incongruence », est la deuxième condition pour qu'il y ait processus thérapeutique. Certes, le client s'adresse à une autre personne pour trouver des solutions, mais cela n'implique pas qu'il s'en remette à elle pour qu'elle le prenne totalement en charge. Le client n'abandonne pas sa responsabilité. S'il demande de l'aide, c'est que, momentanément, il n'a pas accès à ses références internes et qu'un soutien peut l'aider à les contacter.

Une ambiance chaleureuse favorise la libération des émotions enfouies, quelle que soit leur nature. Le client doit se sentir suffisamment en sécurité pour explorer ses difficultés, ses sentiments négatifs, ses angoisses, ses attentes, ses colères, ses désillusions autant que ses sentiments positifs, ses joies, ses désirs, ses espoirs, ses ambitions. Grâce au climat sécurisant, une relation thérapeutique satisfaisante peut s'établir. Elle permet au client d'appréhender et de solliciter ses ressources essentielles réactivant ainsi son « auto-actualisation ».

Pour établir cette atmosphère favorable à l'épanouissement du client, le thérapeute, par sa présence totale, une attention constante et une disponibilité sans attente, incarne, ou, plus exactement, tend vers l'intégration des trois attitudes fondamentales que sont la « congruence », le « regard positif inconditionnel » et la « compréhension empathique ». Elles représentent les autres conditions indispensables au déroulement du processus thérapeutique. Pour Rogers, ces trois attitudes sont nécessaires et suffisantes parce qu'elles créent un espace de liberté et de confiance, que le client n'a pas connu jusque-là. Dans ce climat chaleureux, il peut faire l'expérience d'être écouté attentivement, d'être compris et accueilli, même avec ses idées les plus étranges, généralement inacceptables par son entourage. Être accepté tel qu'il est et sans être jugé est une expérience nouvelle et stimulante pour le client. En réponse à l'authenticité du thérapeute, il peut en vérifier la présence chez lui aussi. Il acquiert la capacité de puiser en lui la force nécessaire pour explorer en profondeur sa compréhension de lui-même.

Les attitudes

« Les attitudes sont exprimées par des réponses qui suivent empathiquement
le client, par l'inclination du thérapeute à répondre à ses questions et
à recevoir ses demandes, et par des réponses non systématiques à partir
du cadre de référence du thérapeute. Aucun de ces comportements
ne viole le droit du client à l'autodétermination[1]. »

Les attitudes nécessaires et suffisantes, ci-dessus nommées, ne
sont assurément pas des outils, mais des moyens, ou des facultés sensibles, mises au service de la relation. Elles représentent un aspect de
la « manière d'être » que le thérapeute manifeste dans la rencontre
avec son client. Parce que ces attitudes sont éprouvées et vivantes
en lui, il peut les restituer et permet au client de les expérimenter à
son tour. Bien qu'il s'agisse d'une sorte de convention, l'application
de ces attitudes ne prend pas pour autant valeur de « technique ».
Schmid précise : *« Les attitudes fondamentales de l'Approche Centrée*
sur la Personne n'ont aucune "signification fonctionnelle". Elles consti-
tuent une pratique vécue concordant avec la personne, et n'ayant aucun
objectif particulier [...], elles sont, en tant qu'"attitudes profession-
nelles", expression authentique de l'état d'esprit de la personne et elles
constituent en cela un message existentiel adressé au client[2]. » La notion
d'« expérientiel[3] » est encore une fois à souligner, pour rappeler la
place cardinale qu'elle occupe dans cette approche. Le thérapeute
doit, en effet, être extrêmement présent aux sentiments émergents
de son client. C'est grâce à la dynamique de compréhension qui évolue au rythme des échanges, instant après instant, que le client, stimulé par le reflet que lui renvoie le thérapeute, intégrera la même
capacité à trouver ses particularités en lui-même. La communication
fructueuse qui s'établit alors entre les deux interlocuteurs résulte du
partage des mouvements d'assimilation de ces attitudes essentielles

---

1. Grant B., « La nécessité d'une justification éthique en psychothérapie : le cas particulier de la thérapie centrée sur la personne », *op. cit.*
2. Schmid P.F., « La psychothérapie centrée sur la personne : une rencontre de personne à personne », *op. cit.*
3. Relatif à l'expérience immédiate. N.d.A.

par le client. La découverte est réciproque et la synchronicité qu'elle suppose pointe l'évidence de l'immédiateté dans laquelle la thérapie centrée sur la personne s'inscrit.

Congruence

> *« Pour moi, être congruent veut dire que je prends conscience des sentiments que j'ai à ce moment-là et que j'accepte d'être ces sentiments-là. C'est être réel et authentique à ce moment-là[1]. »*

Le terme « congruence » qui vient du terme « congru », c'est-à-dire « juste ce qu'il faut », laisse déjà entrevoir la subtilité de cette attitude. La « congruence » est un principe particulièrement pertinent dans l'Approche Centrée sur la Personne, sans doute parce qu'il implique la conscience. Par une définition simple et claire, Rogers souligne la place primordiale qu'il accorde à la notion de conscience de soi au sein de cette attitude : « *Congruence est le terme que nous avons employé pour indiquer une correspondance exacte entre l'expérience et la prise de conscience[2].* » Dans le contexte d'une psychothérapie, la « congruence » joue un rôle essentiel. Elle participe à créer la confiance et le respect. Souvent considérée comme l'attitude la plus importante, cette notion pourrait se définir par : un état d'accord intérieur en relation fluide avec l'extérieur. Cette définition comporte deux aspects principaux qui découlent l'un de l'autre et prennent un sens essentiel en psychothérapie. À l'interface de ces deux facettes se trouve la « spontanéité ».

Le premier aspect concerne l'état de congruence d'un individu, il se situe sur un *plan interne*. Il signifie être en concordance avec soi-même. Une personne « congruente » développe sa faculté d'être vrai. Parmi de nombreuses définitions, Rogers précise : « *J'ai employé le mot congruent pour expliquer ce que je voudrais être. J'entends par ce mot que mon attitude ou le sentiment que j'éprouve, quels qu'ils soient, seraient en accord avec la conscience que j'en ai.*

---

1. Baldwin M., « Entretien avec Carl Rogers sur l'utilisation du self en thérapie », *op. cit.*
2. Rogers C.R., *Le développement de la personne, op. cit.*

Quand tel est le cas, je deviens intégré et unifié, et c'est alors que je puis être ce que je suis au plus profond de moi-même[1]. » Le deuxième aspect se manifeste sur un plan externe et suppose l'authenticité dans la relation. L'expression sincère de cette aptitude à l'authenticité ouvre la porte à la transparence. Comme le précise Rogers : « *Je peux parler d'un élément de mon expérience et non d'un élément de la personnalité du client*[2]. » Il importe de souligner que la clarté des propos du thérapeute ne signifie pas qu'il porte un jugement ou une appréciation sur un des éléments du caractère de son client, mais bien qu'il livre quelque chose de son expérience personnelle. « Être réel », comme dit Rogers, c'est ce que les clients attendent dans la relation thérapeutique. Une personne sur laquelle ils puissent compter, une personne fiable, qui n'est pas dans un « faux-semblant ».

Le thérapeute congruent et authentique peut, sans ambages, faire preuve d'humilité, en admettant une compréhension erronée de sa part, par exemple. Il n'a pas pour autant besoin d'afficher une image de lui exagérément modeste. L'humilité n'est pas synonyme d'hypocrisie. Car « être vrai », c'est se montrer avec ses failles et ses qualités, c'est donner à l'autre l'image complète de soi. C'est en s'engageant dans un échange profond et limpide que client et thérapeute peuvent contacter ce qu'il y a d'essentiel en eux.

Qualité centrale de l'Approche Centrée sur la Personne, la « congruence » s'exprime chez l'individu par une adéquation entre deux expériences : celle de l'organisme dans sa globalité et l'expérience telle qu'elle est intégrée dans le concept de Soi. Comme nous l'avons décrit précédemment, c'est par le biais d'une prise de conscience que la personne peut rétablir cette coïncidence. Elle atteint un état d'accord total avec elle-même, qui se décline sur plusieurs niveaux. Son ressenti, sa pensée et ses sentiments sont en complète harmonie, sa perception des événements est juste et sa façon d'appréhender le monde, à la fois souple et directe. Il y a un

© Groupe Eyrolles

---

1. *Ibid.*
2. *Ibid.*

lien fluide entre ces différents aspects, qui cohabitent sans s'affronter dans une simultanéité qui fait sens. Dans un état d'ouverture, sa conscience s'élargit et laisse place à un espace libre de conflits psychiques ou, au moins, lui procure une finesse d'évaluation qui lui donne la possibilité de regarder sa confusion, sans angoisse, et peut ainsi la dissoudre. Un équilibre interne de cette nature nécessite un degré important de connaissance de soi et une capacité particulière de réajustement permanent entre un regard subjectif et une appréciation objective. La « congruence » se caractérise par une grande sérénité intérieure, signe d'un épanouissement global. Ainsi présentée, cette attitude pourrait paraître teintée d'un certain idéalisme. En réalité, c'est un état que nous tentons d'atteindre, nous le touchons plus ou moins souvent, nous nous en éloignons parfois, pour nous en rapprocher à nouveau, jusqu'à ce qu'il devienne partie intégrante de notre personnalité. Pour affiner sa conception de la « congruence », Rogers évoque trois éléments en étroite correspondance : « *Ce dont on est en train de faire l'expérience au niveau du vécu, ce qui est présent à la conscience, et ce qui est exprimé à la cliente*[1]. »

Le thérapeute se doit d'être en contact avec sa « congruence » interne, d'être authentique, autant en lui-même qu'avec son client. Bien sûr, cet état de congruence n'est pas toujours évident. Rogers insiste sur l'expression « tendre vers », et il en est de même pour le « regard positif inconditionnel » et la « compréhension empathique ». En effet, il n'est pas possible d'être en permanence à un niveau élevé de compréhension de soi ou d'une situation donnée, cela demanderait une conscience accrue et constante de nos sensations, pensées et comportements, ainsi que des événements extérieurs, ce que très peu d'êtres sont capables de faire. Il est clair que, dans les échanges quotidiens, plus la personne est en accord avec elle-même, plus les échanges avec les autres sont fluides. Le fait qu'elle soit « congruente » privilégie une meilleure communication avec autrui. Mais dans le contexte de la relation

---

1. Rogers C.R., *Un manifeste personnaliste, fondements d'une politique de la personne, op. cit.*

thérapeutique, il est important de souligner que l'état de congruence du thérapeute est indispensable pour que le client puisse en faire l'expérience.

Cette grande cohérence interne réclame une certaine maturité chez le thérapeute. Elle se vérifie lorsqu'il peut à la fois vivre pleinement une expérience nouvelle et s'autoriser à s'exprimer librement. Il atteint alors un degré de congruence suffisant pour manifester son authenticité. Cet aspect est particulièrement délicat. Il nécessite une perception subtile permettant au thérapeute d'adopter la position exacte de retrait, d'intervention ou d'attente, en fonction de ce qui peut être pertinent pour le processus du client. Cette aptitude à exprimer ou non son ressenti en réponse aux sentiments exprimés ou latents du client est liée en partie à l'intuition que la congruence permet de développer et en partie à la capacité du thérapeute à s'impliquer personnellement dans la relation.

L'authenticité du thérapeute ne signifie pas qu'il puisse dire tout ce qu'il ressent en réponse à ce que vit son client lors de la séance. Ce qui fait écho en lui et qui peut le troubler ou l'interpeller momentanément lui appartient, et, en aucun cas, n'a besoin d'être signalé au client. Par une remarque telle que « ce que vous me racontez m'ennuie » par exemple, le thérapeute projette sur son client quelque chose de lui et n'est alors plus centré sur son client. Ce dernier n'a pas à porter le poids du malaise ou de la confusion du thérapeute, c'est-à-dire de son « incongruence ». Dans un tel cas, les rôles seraient inversés. Il est bien évidemment important que le thérapeute prenne conscience de ses propres réactions, de ses sentiments, de ses mouvements contradictoires, mais il n'est cependant pas pertinent de le partager avec le client. L'authenticité dont il s'agit est très différente, aucun doute ne subsiste à ce sujet.

Dans l'extrait suivant, le thérapeute, en étant congruent et en même temps centré sur son client, peut souligner avec authenticité la différence entre l'attitude et le ressenti non conscient du client.

73

▶ ────────────

Th. : Vous dites que vous souffrez et vous riez, je ne me sens pas très à l'aise avec ces deux sentiments présents en même temps…

C. : (*silence*) Je ne sais pas pourquoi je ris… je… c'est pas confortable pour moi non plus… je ne sais pas… c'est… il y a quelque chose de drôle… mais je ne sais pas quoi…

Th. : Hum… D'une certaine manière, quelque chose de drôle serait associé à cette souffrance, c'est ça ?

C. : (*très ému*) Je n'ai plus envie de rire… au contraire…

Silence

Th. : Vous semblez absorbé dans vos pensées, plutôt sérieux maintenant…

C. : Ouais… Mon oncle me disait : « Mais non t'as pas mal ! Allez viens on va rigoler entre hommes ! »

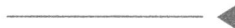

────────────── ◀

Dans sa première intervention, « Vous dites que vous souffrez et vous riez, je ne me sens pas très à l'aise avec ces deux sentiments présents en même temps… », le thérapeute reflète à la fois les sentiments apparemment contradictoires du client, et exprime sa « congruence ». Cela permet au client de réaliser qu'il avait inconsciemment associé deux attitudes et ne retenait que celle valorisée par son oncle, « rire entre hommes », rejetant ainsi son sentiment de souffrance.

C'est tout un art de sentir avec justesse ce qui peut être exprimé ou non au client. Une aptitude que le thérapeute acquiert avec l'expérience et qui amplifie sa « congruence ». Il n'a pas à se censurer par crainte d'être intrusif. Il n'est pas réactif sans s'en rendre compte puisqu'il agit spontanément en respectant ses sentiments et ceux de son client. Lorsque l'expression « être centré sur le client » est perçue dans son sens profond, elle laisse entrevoir une attitude d'accueil et d'écoute qui ne laisse aucune place à une attention fluctuante ou insistante, mais plutôt à une présence à la fois soutenue et légère, non envahissante. Le challenge pour le thérapeute est de rester simultanément en relation avec lui-même et avec son client.

La connaissance profonde de soi permet de vérifier ce qui appartient à soi et ce qui appartient à l'autre. Et c'est parce que cette compréhension de soi est intégrée que le thérapeute peut s'exprimer dans un mouvement naturel. Il peut être totalement lui-même dans la relation vis-à-vis de son client, en s'autorisant la possibilité de lui signifier ce qu'il ressent d'une manière à la fois directe et sensible, à condition que cela soit profitable au processus du client. L'expression des sentiments personnels du thérapeute doit être, bien entendu, en lien direct avec l'*experiencing* du client.

Il est assez difficile de parler de « congruence » sans avoir à évoquer son contraire. Que se passe-t-il quand l'*experiencing* d'un individu n'est pas en accord avec son ressenti profond ? Une personne qui s'est éloignée de son centre d'évaluation interne, c'est-à-dire de l'essence de son propre ressenti, ne peut pas accepter la situation qu'elle est en train de vivre parce qu'elle ne correspond pas aux valeurs qu'elle a intégrées. Ces valeurs empruntées faussent l'évaluation de son *experiencing*. On dit alors qu'elle est « incongruente ». Pour préserver l'unité de son Soi[1], l'*experiencing* doit être en accord avec le concept de Soi. C'est-à-dire que s'il n'y a pas de correspondance entre les deux, la personne est obligée de déformer son ressenti ou de le nier, afin de garder une certaine stabilité. Elle maintient ainsi un équilibre factice, mais indispensable à sa sécurité psychologique. La personne n'a alors pas conscience de sa confusion. Elle ne peut pas se rendre compte que, d'une certaine façon, elle tient un discours en contradiction avec son ressenti. Par exemple : elle exprime les sentiments qu'elle éprouve pour quelqu'un, et parallèlement elle ressent un malaise ou un simple inconfort physique en le disant. Il y a là une opposition entre ce qu'elle a intégré dans son concept de Soi comme étant valable : les sentiments qu'elle peut nommer, et son véritable ressenti : les sentiments non admis qu'elle ne peut pas décrire, ce qui provoque le malaise. Plus le désaccord est grand, moins la perception organismique est reconnue, et plus l'état d'« incongruence »

---

1. Traduction du mot anglais *Self*, traduit aussi par le terme « Moi » dans d'autres approches.

est important, allant jusqu'à détourner, voire immobiliser la tendance actualisante. Eva-Maria Bierman-Ratjen, dans son article sur l'état d'incongruence, précise l'importance des conséquences qu'une telle stagnation implique : « *Il y a état d'incongruence lorsqu'il y a une rupture dans les processus d'évaluation de la tendance actualisante*[1]. » La personne est ainsi bloquée dans son actualisation et son développement est limité. En rejetant une partie d'elle-même, elle ne peut s'accepter dans sa totalité. Certaines de ses valeurs propres restent hors du champ de sa conscience et elle fonctionne en grande partie en se référant à des évaluations externes. Elle devient de plus en plus confuse et il lui est, alors, difficile de communiquer spontanément avec autrui. C'est à cet état d'« incongruence » que le client cherche une solution lorsqu'il s'engage à suivre une thérapie. La meilleure réponse que le psychothérapeute puisse lui faire est d'être le plus authentique possible.

La « congruence » du thérapeute est donc essentielle pour le client, et capitale à double titre. D'une part, le client ne pourra pas faire l'expérience de l'accord interne et de l'authenticité, si ces deux éléments ne sont pas présents chez le thérapeute. D'autre part, si le client ressent l'« incongruence » du thérapeute, son manque de confiance en lui en sera conforté, car il aura tendance à ignorer son propre ressenti au profit de ce que montre le thérapeute. C'est ce qui se passe quand il y a une inadéquation entre la parole prononcée et le discours intérieur d'une personne qui représente l'autorité, en général les parents. Par exemple, une mère qui ne reconnaît pas le sentiment de colère qu'elle a vis-à-vis de son enfant. Ses paroles, qu'elle voudrait apaisantes, sont teintées d'une sourde irritation. Face à cette « incongruence », l'enfant est plongé dans la confusion. Il entend des paroles et ressent quelque chose de différent. C'est le discours sous-jacent qu'il saisit, sans toutefois pouvoir l'accepter. Il ne peut pas mettre en doute la parole du parent. C'est donc ses propres sentiments qu'il ignore et rejette. Plus tard, ce genre de situation

---

1. Biermann-Ratjen E.-M., « On the development of the person in relationship », in *Person-centered therapy, A European Perspective*, Sage publications, Londres, 2003 (traduction libre de Geneviève Odier).

se reproduit dans différentes circonstances. Si le thérapeute, à son tour, n'est pas « congruent », c'est une « défense » de ce type qui se met en place pour protéger l'intégrité du Soi, c'est-à-dire la cohérence du concept de Soi. Dans ces situations, il y a une réactivation des expériences traumatiques anciennes. Les « défenses[1] », qui devraient être diminuées, sont au contraire consolidées, produisant l'effet inverse de ce qui est recherché. À un niveau plus insidieux, le comportement, le ton de la voix, un signe de tête, un regard trahissent ce que l'on pense en réalité, ou ce que l'on cherche à dissimuler. Toutes ces attitudes démontrent l'« incongruence » des personnes qui agissent ainsi, et par répercussion, l'entretiennent ou la provoquent chez l'autre. Il est donc vraiment crucial que le thérapeute ne reproduise pas ces mécanismes, plus ou moins inconscients, et soit d'une grande exigence dans sa capacité à être congruent. La « congruence » dont fait preuve le thérapeute pendant la séance participe à faire tomber les défenses mises en place et non à les renforcer.

Oser la « congruence » c'est aussi faire confiance au client. Si nous restons dans l'optique que seul le client sait ce qui est bon pour lui, nous devons lui faire confiance. Cela implique que ce que nous pourrions juger inopportun de lui dire peut se révéler au contraire d'une grande utilité. Il ne faut pas mésestimer la réceptivité des clients, quelles que soient leurs difficultés, au contraire. L'expérience de John Shlien qui a beaucoup travaillé avec des personnes souffrant de troubles graves, la plupart diagnostiquées schizophrènes, le confirme : « *La congruence est la condition la plus fondamentale de toute thérapie, elle englobe des aspects de notre être que nous considérons* a priori *comme non thérapeutiques[2].* » En effet, la « congruence » est encore plus significative chez les personnes qui sont très perturbées. Elles ont souvent une sensibilité exacerbée et ressentent avec une acuité amplifiée ce qui se passe chez le thérapeute. Il est donc malvenu que le thérapeute leur cache son ressenti. L'authenticité du thérapeute induit une pensée claire, une

---

1. Tous les mécanismes que le client met en place pour protéger son intégrité.
2. Shlien J., « L'approche centrée sur la personne dans son rapport avec la schizophrénie, première esquisse », *Psychotherapy of psychosis*, Basic Book, New York, 1961 (traduction libre de Françoise Ducroux-Biass).

parole vraie et sans ambiguïté, il se montre tel qu'il est, ose dire ce qu'il éprouve. Rogers donne cette simple définition : « *Congruent c'est laisser voir à l'autre qui on est sur le plan émotionnel. Pouvoir confronter et exprimer ses propres sentiments positifs et négatifs, un climat de vérité*[1]. » À ce stade, le thérapeute fait preuve d'une grande sincérité, sa « congruence » est primordiale. Elle donne au client l'opportunité de pouvoir être, lui aussi, authentique et lui offre la possibilité de prendre conscience de son « incongruence ». Si la « congruence » du thérapeute est réelle, le client pourra vivre une expérience globale. Il pourra à son tour toucher sa « congruence » interne en faisant le tri de ses introjections et commencera à faire confiance à son ressenti et à ses valeurs personnelles.

Le regard positif inconditionnel

> « *Un des plus profonds besoins des gens est d'être complètement entendus, totalement compris et entièrement acceptés*[2]. »

Le « regard positif inconditionnel » est une attitude essentielle dont les implications sont sécurité, acceptation, confiance et liberté d'expression. Lorsque le thérapeute offre un « regard positif inconditionnel » à son client, il l'accueille sans attente et sans jugement. Il lui laisse l'espace et la sécurité indispensables où il pourra trouver suffisamment d'assurance et de courage pour explorer sa connaissance de lui-même. C'est uniquement si le thérapeute accepte son client dans tout ce qu'il est et ce qu'il choisit d'être et de faire, quelle que soit l'issue de ses options, qu'il lui donne l'ouverture et la disponibilité nécessaires pour contacter ses propres forces, libérer son énergie vitale et s'accepter dans sa totalité, à son tour. Il est rare de rencontrer une telle opportunité, de combler le manque crucial de compréhension et d'acceptation. Pour Rogers, une telle attitude est une nécessité primordiale pour un développement harmonieux de la personne.

---

1. Rogers C.R., *Le développement de la personne, op. cit.*
2. Rogers C.R., *Interview de Carl Rogers*, Tony Hobbs, Dublin, 1985.

Le « regard positif inconditionnel » capital et spécifique à l'approche souligne l'importance de la confiance réciproque qui s'installe dans la relation thérapeutique. Il permet, à la fois, de renforcer la conviction du thérapeute dans les capacités de croissance du client et à ce dernier d'acquérir le pouvoir personnel irremplaçable pour reconstituer son unité.

Loin d'être simple, cette attitude est, par sa complexité, l'une des plus difficiles à maintenir. Il est plus aisé de s'abriter derrière des théories d'évaluation, des idées reçues, ou de simples préjugés, que d'accueillir un individu dans sa différence et son originalité. Très souvent, lorsque nous voyons une personne pour la première fois, nous portons un jugement immédiat, aussi léger soit-il, même si, après coup, nous revenons sur notre première impression, nous le faisons d'une manière inconsciente, toute la journée, en toutes circonstances. On peut comprendre que ces *a priori* correspondent à une forme de défense pour préserver un équilibre personnel dont le but premier est de se rassurer devant l'inconnu que l'autre représente et qui pourrait présumer un éventuel danger dont il faudrait se préserver. Dans la psychothérapie centrée sur la personne, la dynamique est totalement opposée. C'est justement le monde de cet inconnu que le psychothérapeute accueille, sans réserve, en laissant ses propres valeurs de côté. Il s'efforce de partir du cadre de référence du client et non du sien. Le thérapeute prend le risque d'être troublé par un univers singulier parce qu'il n'est pas en fusion avec son client. D'autre part, il ne s'attend pas à ce que la personne soit différente de ce qu'elle est. Il ne s'érige pas contre la réalité d'un autre. Au contraire, il le reconnaît en tant qu'entité spécifique et distincte de lui. Cela exige de sa part une reconnaissance de sa propre nature unique et un « regard positif inconditionnel » vis-à-vis de lui-même. C'est dans ce contexte chaleureux de réelle acceptation sincère que le client peut percevoir les qualités d'accueil du thérapeute.

Le « regard positif inconditionnel » se définit par une considération respectueuse, une véritable affection, un amour désintéressé, l'*Agapé*, pour ainsi dire, entendu dans sa définition grecque : un amour divin, inconditionnel. Cet amour sublime, sans restriction, n'a rien à voir avec un sentiment personnel et possessif qui conditionne à aimer l'autre pour soi et non pour lui. Le « regard positif inconditionnel » se réfère à une sensibilité plus vaste. Il s'agit d'un amour de l'humanité comme principe d'une conscience universelle. Dans cette occurrence, cela implique un complet désintéressement de toute tentative de domination ou de contrôle.

Au cours de la thérapie, une « relation d'amour » va s'établir. Il faut l'entendre dans sa signification initiale ; aimer c'est comprendre et accepter l'autre tel qu'il est sans chercher à le rendre dépendant. Aucune relation ambiguë, personnelle ou intime ne vient s'immiscer. Plutôt que parler d'amour, au sens commun du terme, et pour éviter toute confusion grossière, Rogers, dans sa vigilance à s'exprimer avec des termes clairs et accessibles, précise lorsqu'il parle du « regard positif inconditionnel », qu'il le conçoit comme « un des aspects » de l'amour : « *L'obligeante sollicitude* (caring) *qu'un bon thérapeute ressent envers son client, oui, c'est une forme d'amour. Ce n'est pas de l'amour sexuel, ce n'est pas de l'amour maternel, c'est une sorte d'amour très spécial*[1]. »

Dans le contexte thérapeutique, cette sorte de « sentiment d'amour » vise à donner au client la liberté indispensable à son épanouissement. Il trouve dans cette conjoncture un pouvoir sécurisant, gratifiant et réparateur. Le « regard positif inconditionnel », c'est avoir, à l'égard d'une personne, une attention positive et sans condition, une acceptation globale de son être. C'est la reconnaître dans son expérience immédiate du réel, quels que soient les sentiments présents : colère, haine, confusion, ressentiment, peur, courage, amour, orgueil, joie, qui sont autant d'expression de son être. Le thérapeute s'intéresse, avec une application égale, à toutes les facettes du discours de son client, comme le souligne Marian Kinget dans son ouvrage écrit en collaboration avec Carl Rogers : « *Tout ce qui est amené par le client au moment*

---

1. *Ibid.*

*de l'entretien est considéré de la même manière avec la même atten-
tion par le thérapeute[1]. »*

Ce qui importe, c'est ce que le client ressent, comment il réagit à
son *experiencing* et la signification que cela a pour lui. Même si le
thérapeute n'en saisit pas toujours toutes les nuances, ni parfois
le sens, précisément parce que ce n'est pas son propre cadre de références, la confiance qu'il accorde à son client est néanmoins totale.
Il l'accepte dans sa réalité signifiante comme dans sa confusion,
dans son exaltation ou son désespoir.

Au fil des entretiens thérapeutiques, parfois dans la même séance,
différents aspects de la personne s'expriment d'une manière plus
ou moins chaotique. Il peut y avoir des élans d'enthousiasme et
des impulsions agressives. Dans ces situations, le thérapeute ne se
sent pas violemment agressé ni exagérément estimé, il ne prend
pas ces intrusions personnellement. Mais il comprend qu'à ce
moment présent le client réagit en fonction de ses défenses et que
derrière une réaction provocante, par exemple, peut se dissimuler
un besoin d'être accepté. Il sait que son client est profondément
troublé, qu'il souffre, qu'il a dressé une barrière de protection qui,
aujourd'hui, l'empêche de reconnaître ses sentiments. Dans certaines situations, il n'a pas le choix de son attitude, la priorité est à
la sauvegarde de son équilibre psychique. Kinget attire l'attention
sur ce point : « *Ce qui de l'extérieur paraît singulier, destructeur ou
pervers, en arrive à être vu comme l'âpre défense d'un être menacé au-
delà de ses capacités de résistance. Dans sa lutte de ce qu'on pourrait
appeler sa survie émotionnelle – lutte positive – l'individu commet
des actions dont il est incapable, momentanément, de reconnaître la
nature, et dont, en toute autre circonstance, il repousse la pensée[2]. »*

Cela confirme que le thérapeute ne reste pas à un niveau superficiel
en acceptant son client de manière « non jugeante ». Ce n'est pas
l'acte, en lui-même, qui l'intéresse, mais la blessure profonde qui
pousse le client à adopter une attitude de défense qui se manifeste

---

1. Rogers C.R., *Psychothérapie et relations humaines, théorie de la thérapie centrée sur la
personne, op. cit.*
2. *Ibid.*

par des actions parfois « répréhensibles ». Juger l'acte n'est pas dans les attributions du thérapeute. S'il le faisait, il ne se préoccuperait que partiellement de son client. Le résultat serait d'accentuer ses craintes et de le repousser dans son isolement.

Le psychothérapeute a conscience qu'une grande vigilance est indispensable, qu'un accueil teinté du moindre agacement sera perçu par le client et aura comme effet immédiat de mobiliser de nouvelles tensions. La personne qui se montre sous des aspects froids, agressifs, cassants, inquiétants, menaçants ne fait que reproduire le reflet négatif qu'elle a d'elle-même et qu'on lui renvoie souvent. En se montrant sous un jour sombre, elle est généralement repoussée. D'une certaine façon, souvent inconsciemment, elle provoque le rejet ou les remarques désobligeantes faites sur son comportement et sa personnalité. Car cela confirme le sentiment qu'elle a d'elle-même, celui de n'être pas « aimable ». Dans ce cas de figure, son estime de soi reste inexistante. Mais si le thérapeute accueille ses sentiments comme l'expression de son mal-être, le client se sentira accepté et respecté indépendamment de l'image qu'il peut donner. Cette attitude est essentielle pour donner au client le courage de plonger dans son intimité la plus crue. Il ne sera pas seul pour explorer ce territoire inconnu, et parfois si effrayant qu'il n'osait plus le visiter depuis longtemps. Exprimer ses sentiments, jusqu'ici hors du champ de la conscience, est un peu comme se jeter dans une confrontation avec soi-même dont on redoute l'issue. Qui suis-je si je ne suis pas celui que je montre et que les autres reconnaissent ? Est-ce que cette personne que je vais découvrir sera plus aimable ? Ou moins ?

Le danger de ne pas être aimé surgit et freine la prise de conscience. Il interrompt, de fait, le développement harmonieux de la personne. Dans son ouvrage *Liberté pour apprendre*, Carl Rogers précise : « *Dans la mesure où le thérapeute accepte avec confiance et compréhension toutes les facettes de l'expérience de son client comme éléments intégrants de sa personnalité, il éprouvera à son égard un sentiment de respect inconditionnel*[1]. »

---

1. Rogers C.R., *Liberté pour apprendre*, Dunod, Paris, 1993.

Quelles que soient les circonstances, le thérapeute sait manifester à la personne qu'elle peut être écoutée, telle qu'elle se présente, même lorsqu'elle exprime une envie destructive. Partager des sentiments pesants et redoutés, sans qu'ils soient reçus avec une connotation négative, lui permet de supporter même les plus inconfortables. Réussir à les dépasser et à les accepter, comme faisant aussi partie d'elle sans que cela la définisse globalement, est une des étapes qui conduit à la connaissance de soi. Le thérapeute doit être assez fort intérieurement pour être en mesure d'accepter toutes les facettes que le client peut livrer de lui-même, sans se sentir menacé par certains aspects que ce dernier lui montre. Il ne s'agit pas d'approuver des faits, mais d'accepter que c'est l'« expérience » que le client vit à un instant précis, et essayer de l'aider à comprendre à quoi elle se rattache. Si le client n'est pas accueilli avec un « regard positif inconditionnel », il ne peut pas s'autoriser à exprimer ses sentiments profonds ni peut-être même à les contacter. Dans la crainte d'être jugé par son psychothérapeute, il s'efforce, encore, d'être conforme à ce qu'il croit qu'on attend de lui. Ainsi, il ne se voit pas offrir la possibilité d'appréhender ses difficultés, ni d'oser découvrir son vrai visage. L'enjeu est trop grave. Se livrer à quelqu'un qui ne peut pas vous accepter est dangereux et engendre la peur. L'angoisse qui en découle mobilise et réactive les défenses, car le thérapeute lui-même est vécu comme dangereux. Au lieu de s'ouvrir, la personne se ferme encore davantage. Elle reste dans l'impossibilité de porter un regard sur la nature émotionnelle de son ressenti, et ses conflits psychiques persistent.

Réussir à confier ce qu'on ne s'est, parfois, jamais avoué à soi-même à une autre personne demande d'avoir une grande confiance et de ressentir une sécurité sans faille. Cela peut prendre un certain temps. Le doute se réinstalle régulièrement dans ce parcours thérapeutique difficile et souvent douloureux. Le client a besoin de vérifier que l'accueil « positif inconditionnel » subsiste, que ce n'est pas un « truc », mais une attitude sincère et constante. S'il teste la confiance qu'il peut avoir dans son thérapeute, il vérifie, aussi, sa capacité à maintenir ce « regard positif inconditionnel ». Pour

David Mearns et Brian Thorne, « *la particularité du regard positif inconditionnel réside dans sa "constance"* [1] ».

Cette aptitude à maintenir une régularité d'accueil accentue l'efficacité du « regard positif inconditionnel ». Son caractère sécurisant tranquillise le client et lui donne le sentiment de confiance dont il a besoin pour s'autoriser à éprouver, dire et accepter ce qu'il ressent. Il peut re-contacter son « Soi organismique » et libérer sa créativité parce qu'il est accepté et respecté dans sa différence. Le « regard positif inconditionnel » facilitera l'instauration de la reconnaissance de soi. La reconnaissance de soi passe par la reconnaissance de l'autre. L'individu a besoin d'être reconnu comme une personne entière, un être unique doté d'une identité séparée. Pour Jessica Benjamin : « *La reconnaissance est cette réponse de l'autre qui rend signifiants les sentiments, intentions et actes posés par le moi. Elle permet à celui-ci de prendre conscience de la réalité et de sa singularité de son action sur le monde* [2]. »

Une reconnaissance qui émane de l'attachement et du besoin d'amour, éléments essentiels indispensables à l'équilibre de l'individu pour qu'il se sente validé dans sa réalité et ses capacités d'intercommunication. C'est un amour total de cette nature sans condition qu'il contactera dans la relation thérapeutique que propose l'Approche Centrée sur la Personne.

Jusqu'où peut aller l'« acceptation positive inconditionnelle » ? C'est un autre aspect de l'éthique qui demande à être examiné. Rogers nous propose quelques pistes de réflexion : « *Est-ce que le thérapeute est prêt à donner au client une totale liberté quel que soit le résultat ? Est-il vraiment prêt à laisser le client organiser et diriger sa vie ? Est-il prêt à lui laisser choisir ses buts qu'ils soient sociaux ou antisociaux, moraux ou immoraux ? Encore plus difficile, est-il prêt à laisser le client choisir la régression plutôt que la croissance ou la maturité ? À choisir la névrose plutôt que la santé mentale ? À choisir de rejeter l'aide plutôt que l'accepter ? À choisir la mort plutôt que la*

---

1. Mearns D. & Thorne B., « La pratique de la relation d'aide thérapeutique centrée sur la personne », *Mouvance*, n° 9, mars 1997.
2. Benjamin J., *Les liens de l'amour*, Métailié, Paris, 1992.

vie[1] *?* » Ce sont là des questions cruciales auxquelles le thérapeute ne peut pas répondre d'une manière définitive, et encore moins rigide. Elles demandent un examen profond. Chaque contexte est unique et exige une analyse particulière pour tenter de trouver une réponse adéquate. Le thérapeute, sans être responsable des actes de ses clients, a une responsabilité envers eux à laquelle il fait face quelles que soient les circonstances.

Si, dans la « congruence », on trouve une présence à soi-même, dans le « regard positif inconditionnel », on offre cette présence au présent de l'autre, dans une relation pour ainsi dire « hors norme », où il n'y a aucun enjeu, si ce n'est celui d'être en contact avec ses perceptions directes, sous le regard d'un individu attentif et accueillant.

Il est pertinent de revenir sur un des points centraux de la thérapie centrée sur la personne, celui qui consiste à se focaliser sur le présent. Cela aide à mieux comprendre le « regard positif inconditionnel », qui peut être, parfois, interprété comme du laxisme ou de la permissivité, et qui effraie ceux qui se réfèrent à des règles fixes, des évaluations dépréciatives ou des théories contraignantes.

Considérer le client avec un « regard positif inconditionnel » ne veut pas dire cautionner tous les actes du client ni approuver son comportement. Le thérapeute n'est ni un moraliste ni un juge ni un conseiller. Son accueil n'implique aucune sorte de verdict sur la façon dont son client agit, ni dans l'immédiat ni à l'extérieur. Les approbations, désapprobations, réprimandes, compliments, ou les jugements (du style « c'est bien » ou « c'est mal ») n'ont pas leur place dans cette approche. Il s'agit, ici, d'accepter la libre expression du client dans l'expérience qu'il vit au moment présent pendant la séance, son *experiencing*. Kinget cerne très bien cette nuance majeure : « *L'erreur de discernement entre acceptation et approbation se produit aisément lorsqu'il s'agit de liberté existentielle*[2]. » Cette distinction est capitale. Car si l'acceptation du ressenti instaure un climat de sécurité, l'approbation d'un comportement qui perturbe

---

1. Rogers C.R., *Client-Centered Therapy*, *op. cit.*
2. Rogers C.R. & Kinget M., *Psychothérapie et relations humaines*, *op. cit.*

le client serait déstabilisante. Être accepté sans être évalué est un cadeau précieux. En effet, le jugement provoque un sentiment de danger. Il renforce l'idée qu'être authentique expose à des critiques dévastatrices et ce phénomène contribue à diviser l'individu. Il se sent rejeté et son système de défense s'en trouve ainsi vivifié. Sa mauvaise estime de soi s'accentue et s'accompagne de culpabilité. Une culpabilité qui l'empêche de se faire confiance et rend impossible l'acceptation de soi et de l'autre. En faisant l'expérience d'une « acceptation positive inconditionnelle » à travers le regard du thérapeute, le client pourra, un jour, poser sur lui-même ce même « regard positif inconditionnel ». Cela va lui permettre de s'ouvrir, de déjouer ses propres défenses et, peu à peu, son processus de croissance sera relancé. Il pourra restaurer son estime de lui-même et sera alors en mesure de poser également un « regard positif inconditionnel » sur autrui.

C'est dans cette disposition que le psychothérapeute centré sur la personne accueille son client. Cette capacité unique d'ouverture et de « non-intention » lui demande de poser un même regard sur lui et d'avoir restauré sa propre estime de lui-même. En grande partie dégagé des peurs liées aux attentes et aux jugements, il peut s'abandonner à la relation sans crainte. Nulle défense ne s'érige lorsque l'acceptation de soi est réelle. En montrant sa vraie nature, avec une acceptation de ses émotions, les plus valeureuses comme les plus indésirables, il offre à son client une réciprocité de partage et de compréhension de soi.

Rogers dans son autobiographie remarque : « *Je me suis mis à comprendre que si je parvenais à abandonner quelques-unes de mes défenses, à m'aventurer dans toute ma vulnérabilité, à exprimer par mon attitude ce qu'il y a de plus intime, de plus personnel, de plus timide, de plus incertain en moi, alors j'obtenais d'autrui une réponse profonde, compréhensive et chaleureuse. Si je parviens à exprimer mon être dans sa profondeur, je déclenche une résonance dans autrui – qu'il s'agisse d'un individu ou de deux mille personnes. C'est pour moi comme pour autrui un résultat positif*[1]. » Une telle exigence de soi

---

1. Rogers C.R., *Autobiographie, op. cit.*

va bien au-delà d'un comportement plaqué qui donne l'illusion d'avoir en face de soi un personnage savant et sauveur. Elle repose sur un altruisme qui n'a rien d'une générosité à sens unique dans laquelle la compassion pour l'un oblitère l'existence de l'autre. Elle représente un engagement de soi total dans une relation égalitaire.

Dans cette perspective, l'acceptation de l'autre est aussi réelle que l'acceptation de soi. Le respect qui émane du « regard positif inconditionnel » laisse un espace disponible à la circulation de nouvelles perceptions. Le client trouve ou recontacte son habileté à se faire confiance. D'une certaine manière, l'assurance du thérapeute s'infuse chez le client. Elle participe au climat de sécurité dans lequel il peut se confronter à sa responsabilité d'être et d'agir, en accord avec ses propres convictions.

La compréhension empathique

> *« La compréhension empathique est "une façon d'être"*
> *dans laquelle le thérapeute s'immerge de manière*
> *sensible dans l'univers mental de son client* [1]. *»*

Pour soutenir la relation thérapeutique, la « congruence » et le « regard positif inconditionnel » se complètent et s'articulent avec la troisième attitude, l'« empathie ».

L'« empathie » souligne l'importance de l'interaction qui caractérise la relation dans l'Approche Centrée sur la Personne. Elle occupe une place centrale dans la théorie de Rogers.

Lorsqu'un individu se trouve en présence d'une personne authentique, qui l'accueille naturellement sur un plan d'égalité, qu'il se sent accepté, qu'il n'est pas jugé, donc respecté, il sait alors qu'il est aussi entendu et compris. Il se trouve suffisamment en sécurité pour laisser émerger ses émotions en toute confiance. Il peut parler de sa souffrance et de lui-même en profondeur. Être entendu et compris constitue, sans aucun doute, la gratification dont la valeur est inestimable pour la personne qui prend le risque de parler d'elle.

---

1. Rogers C.R., *A Way of Being, op. cit.*

L'« empathie », ou plus exactement la « compréhension empathique », est une attitude définitivement liée à une écoute sensible et profonde. Elle sollicite l'appréhension des ressentis internes, des sentiments présents et l'émergence d'émotions à peine explorées. Elle implique compréhension et réassurance.

Le thérapeute se laisse totalement aller à capter les sentiments de son client sans retenue émotionnelle ni cérébrale. Il n'attend rien de particulier, ne provoque rien. Il reçoit les informations organismiques sans essayer de les cataloguer ou de les expliquer. Il est en résonance avec l'*experiencing* de son client, et c'est cet écho qu'il lui renvoie. Tout se passe comme si la connaissance de soi et la perception de son comportement devaient revenir de l'extérieur, afin que le client s'ouvre à sa propre conscience subjective. Le thérapeute vérifie si sa compréhension empathique est exacte. « Vérifier » est le mot choisi par Rogers qu'il préférait à celui de refléter. Cette attitude avait été mal comprise par certains praticiens qui se contentaient d'effectuer une répétition pratiquement à l'identique de ce que disait le client. Cette simplification, extrême et erronée, lui avait fait perdre sa crédibilité. « Vérifier » est plus exact, il permet au thérapeute de savoir s'il est en phase avec l'*experiencing* de son client plutôt qu'avec sa propre interprétation. Si la compréhension du thérapeute est bonne, le client entend ses propos prononcés par le thérapeute et cela résonne différemment en lui. C'est comme s'il entendait plus nettement ses propres paroles, et la perception de ses ressentis devient plus précise. Ce n'est pas rare d'entendre un client vous dire dans ces moments-là : « C'est exactement ce que je viens de dire et pourtant je ne l'avais jamais compris aussi clairement. »

Si la compréhension du thérapeute est fausse ou approximative, le client tente de trouver les mots justes en revisitant son ressenti plus en profondeur. Il est alors renforcé dans sa capacité à élaborer ses sentiments, il peut se les réapproprier et en appréhender leur symbolisation. Cela lui donne la possibilité d'explorer ses perceptions réelles, restées jusque-là inaccessibles. En s'ajustant ainsi, pas à pas, le client et le thérapeute explorent les émotions qui surgissent dans l'immédiateté de la séance. Une véritable collaboration s'établit entre eux. Elle s'avère souvent fructueuse puisqu'elle permet au client de trouver le « mot parfait », celui qui convient exactement à son ressenti. Avec une « empathie » croissante pour lui-même, le client tourne son regard vers l'intérieur et se met en contact avec son centre d'évaluation interne. Il va puiser au fond de son organisme les indices sensibles de sa nature tangible. Lorsqu'il cherche la parole qui convient exactement à ce qu'il ressent et aux sentiments qu'il tente d'exprimer, à quoi se réfère-t-il pour se guider, si ce n'est à son ressenti organismique, au niveau viscéral. Des hésitations comme : « quelque chose me dit que... Je ne sais pas exactement, mais cela ressemble à de la peur... ou de l'angoisse... je ne trouve pas les mots, mais je sens que je suis proche de ce que ça signifie... cela tourne à l'intérieur de moi... c'est profondément enfoui à l'intérieur » rendent compte d'une recherche de précision. Le thérapeute assiste à ces découvertes. Il soutient le client dans son exploration avec le même élan. Il suit son rythme sans chercher à le précipiter, sans l'influencer dans une autre direction que celle choisie par le client, peu importe où elle l'entraînera. Il l'accompagne au fil des détours qu'il emprunte dans ses tentatives de compréhension, sans l'interrompre, afin de ne pas lui faire perdre le sens de ses réflexions. Si ce dernier s'égare, il s'égare avec lui, mais il a conscience de l'errance de la pensée de son client et de son tâtonnement. Cette disponibilité fluide, que le thérapeute s'accorde, est saisie par le client qui en perçoit simultanément les bénéfices. Il va cesser de figer son ressenti par peur d'en comprendre sa véritable expression. Au contraire, il se relâche et ose regarder avec plus d'acuité ses mouvements internes et peu à peu en accepte la signification.

L'« empathie » permet au thérapeute, tout en restant lui-même, d'être au plus près de l'*experiencing* du client dont il distingue les représentations. Réceptif au monde émotionnel de son client, il essaie de comprendre le point de vue de ce dernier, avec toutes les limites que cela suppose. Il est impossible de saisir complètement les expériences d'autrui. Tous les efforts du thérapeute dans cette quête ne sont qu'une tentative de s'approcher au plus près des ressentis de son client, de plonger dans son univers interne, sans s'y perdre. S'il doit laisser ses propres références de côté, ce qui n'est pas si simple, il est fondamental qu'il garde une conscience claire que les sentiments de son client ne sont pas les siens. Partager les sentiments d'autrui, tout en s'en dissociant, permet de distinguer les similitudes et les différences entre l'autre et soi. Être empathique ne veut pas dire fusionner avec l'autre. Cette subtilité est capitale. Elle signifie que le thérapeute maintienne un recul indispensable pour éviter l'écueil de la fusion. Tout se passe comme si sa pensée assistait la réflexion de son client pour pallier sa difficulté d'élaboration. Marian Kinget insiste sur la particularité de cette « compréhension empathique » : « *Comprendre de manière empathique équivaut en quelque sorte à prêter son intelligence, avec ses exigences rationnelles et réalistes, à l'introspection confuse, aux méandres et manœuvres plus ou moins défensives de l'individu troublé*[1]. »

Le psychothérapeute dont l'état de « congruence » serait trop instable risquerait de se perdre dans une préjudiciable identification avec son client. Cela représenterait un danger réciproque. Le thérapeute, dans ce cas, non seulement ne serait pas aidant, mais serait à son tour plongé dans un bouleversement périlleux. Il ferait prendre un risque considérable à son client, celui de ne pas trouver sa véritable identité en prolongeant son trouble. Souvent, les individus perturbés s'identifient à leur *persona*, ce masque qu'ils présentent aux autres et derrière lequel ils s'abritent, une protection qui devient tellement partie intégrante de leur personnalité qu'ils sont eux-mêmes convaincus qu'elle est représentative de ce qu'ils sont. Cette identification les projette dans une crise identitaire torturante et jugule leurs efforts vers l'individuation. Loin de reproduire ce schéma navrant, le psychothérapeute centré sur la personne offre à son client un espace ouvert où il devient plus sensible à ses propres vibrations. Aussi, il peut s'écouter et se laisser guider vers une succession de prises de conscience.

L'« empathie » est envisagée comme un processus, et non comme un état. C'est un potentiel que chacun possède. Il est possible de le développer par l'attention, l'ouverture et la disponibilité. L'« écoute empathique » implique une présence vigilante à l'autre,

---

1. Rogers C.R. & Kinget M., *Psychothérapie et relations humaines, op. cit.*

à soi, au corps. Le ressenti corporel est un indicateur fiable qui nous guide dans les échanges. Les informations non verbales qu'il dispense sont perçues à un niveau subtil. Elles sont tout autant chargées de signification qu'un discours et fournissent des éléments précieux pour pénétrer le monde d'autrui. L'« empathie », c'est parvenir à s'adapter à l'expression de l'autre, traverser l'inconnu avec lui, l'accompagner dans son voyage intime à la recherche de lui-même tout en lui laissant le choix de sa propre logique. Cette attitude est « *un processus de communication intuitive avec le monde, opposant à la connaissance rationnelle de l'univers un mode de connaissance subjectif*[1] ». L'individu, envisagé dans cette large dimension, se sent respecté en tant qu'altérité, validé et reconnu comme une personne unique. Parce qu'il se sent compris, il ne se sent plus isolé, ni étrange, ni « anormal ».

En effet, la sensation d'étrangeté est une réaction fréquente, comme le montre cette remarque d'un client : « Merci de comprendre ce que je dis, parfois, j'ai l'impression d'être fou… C'est normal de penser ça ? » Certains individus souffrent beaucoup de l'incompréhension de leur entourage autant que celui du cercle élargi de leurs connaissances. Ils ne reçoivent pas l'attention dont ils ont besoin. Leur difficulté à communiquer s'amplifie. Ils se sentent différents, bizarres, ils doutent, et s'enferment dans le silence. Ils n'osent pas s'exprimer de peur d'être rejetés à cause de cette prétendue « étrangeté », et parfois, pensent qu'ils ne sont pas « normaux ». Lorsqu'ils réalisent que le thérapeute les écoute, les entend et les comprend, ils sont rassurés et peuvent se regarder sans crainte. La peur de la folie est encore très présente dans nos sociétés. Avoir l'impression de ne pas être dans la norme lorsqu'on est perturbé augmente cette sensation d'être différent, d'être « à part », voire fou. Ce sentiment isole l'individu qui a le plus besoin d'aide. L'« empathie », par la puissance de sa perception du monde de l'autre, permet au client de faire une première brèche dans son mur de silence.

---

1. Brunel M.-L. et Martigny C., « Les conceptions de l'empathie avant, pendant et après Rogers », *Carriérologie, revue francophone internationale*, vol. 9, n° 3, 2004.

Phénomène extrêmement complexe, la « compréhension empathique » sollicite à la fois une intuition profonde et une présence intense, une disposition particulière à établir un contact, une interrelation entre deux individus distincts. L'« empathie » n'est pas seulement une compréhension intellectuelle, elle nécessite une expérience directe, dans laquelle l'« intuition » joue un rôle, aussi subtil que déterminant. Il est prudent de prendre garde aux certitudes et aux convictions, afin qu'elles ne donnent pas caution à des interprétations, ni à l'idée que le thérapeute comprend mieux le client qu'il est capable de le faire lui-même. L'« intuition juste » se présente comme un flash spontané en harmonie avec ce qui advient dans le contexte. C'est une sorte d'intelligence instinctive primordiale qui, comme le souligne Rogers, conduit à la sagesse : « *Je me suis rendu compte que lorsque j'ai fait confiance à certain ressenti interne non intellectuel, dans ce mouvement j'ai trouvé la sagesse*[1]. » Dans cette phrase, il souligne l'importance de se fier à l'« intuition » qui émerge dans le mouvement. Elle est captée viscéralement par le thérapeute. Accueillir cette sensation non mentale est fiable, c'est la lucidité d'une réceptivité mature.

Rogers insiste sur la capacité à être « neuf » dans l'événement qui jaillit, libre d'analyse et d'élaboration explicative. La nécessité d'être ouvert dans l'instant sans présupposé sur ce qui advient dans la fluidité de la rencontre à un moment unique se confirme. L'« intuition » n'est pas le résultat d'un raisonnement conscient. Il est impossible de la démontrer. La « compréhension empathique » ne se produit que lorsqu'il y a une connexion entre deux systèmes en résonance et lorsque deux subjectivités s'harmonisent dans le respect des valeurs de chacun.

Reconnaître ses sentiments et nommer ses émotions sont les effets de l'écoute empathique. Le thérapeute qui sait écouter son propre ressenti et en laisse émerger une compréhension sans pression est à même d'accompagner ce mouvement subtil chez son client. La personne qui se contacte de cette manière est souvent émerveillée de ses découvertes. Il n'est pas rare d'entendre au cours d'une

---

1. Rogers C.R., The *Reader, op. cit*, p. 24.

session un client s'exprimer avec étonnement : « Je n'avais pas vu ça comme ça, c'est tellement clair maintenant. » Une réalisation de ce type peut sembler anodine, mais cette prise de conscience provoque un changement dans la conception de sa propre image de soi. Le concept de Soi est modifié définitivement. Bien que l'on puisse la développer, cette qualité empathique n'est pas une technique. L'écoute empathique est de l'ordre de l'instinct, du viscéral, elle mobilise les sens. Si elle n'est pas significativement innée, elle n'est pas de fabrication intellectuelle non plus. Dans *A Way of Being*, Rogers précise ce point : « *Il est très encourageant de savoir que cette qualité subtile, insaisissable, d'une extrême importance en thérapie, n'est pas quelque chose avec lequel « on naît », mais plutôt qu'elle peut être apprise, et plus rapidement apprise, dans un climat empathique*[1]. » La capacité empathique est enracinée dans l'organisme et se développe sous l'effet de sollicitations.

C'est par touches délicates et en intensifiant son attention que le thérapeute peut affiner son écoute empathique. Il tente de trouver la juste distance qui lui permet d'être au plus près de l'expérience immédiate de son client, pour en saisir les nuances sans risquer d'être intrusif. Solliciter sans imposer, toucher sans envahir pour permettre aux sentiments enfouis de se dégager, en devenant conscients. Les paroles du client sont empreintes d'une vision subjective qu'il évalue à partir des représentations de son expérience. Son ressenti peut traduire un discours latent auquel il n'a pas encore accès. Le thérapeute se fait principalement l'écho de ses émotions cachées, plutôt que du contenu de ses paroles. En s'attachant plus spécialement au récit, il risque de ne pas laisser suffisamment d'espace pour permettre l'émergence des attitudes réprimées que le client n'a pas encore été capable d'exprimer. Il y a un décalage entre le ressenti et l'interprétation mentale. Souvent, l'émotion ne correspond pas à l'appréciation intellectuelle. C'est donc la compréhension empathique qui est primordiale, comme en témoigne René Duval : « *L'empathie est un processus de connaissance et implique la conscience et l'altérité du client. Il s'agit de voir les choses*

---

1. Rogers C.R., *A Way of Being, op. cit.*

comme l'autre les voit, sans jugement, sans prise de distance évaluative. Il faut être capable de se mettre à la place de l'autre, en comprenant les événements de sa vie comme il les comprend[1]. » L'habileté à percevoir le monde interne du client suscite chez le thérapeute une grande confiance en ses propres ressources. Parallèlement à une appréhension limpide de ses sentiments, le thérapeute capte l'état émotionnel de son client. C'est une reconnaissance sensitive simultanée qui s'établit dans un partage, elle ne provoque pas de confusion. À propos de la compréhension empathique, Rogers a beaucoup insisté sur le fait de ressentir les sentiments du client « comme si » c'était les siens. Cette formule souligne l'importance de garder la distance nécessaire entre soi et l'autre, évitant ainsi toute identification. C'est par le biais d'une intercommunication subtile que la pénétration dans la sphère de la réalité de l'autre est possible. Pour que la relation reste saine, aucune fusion entre les espaces respectifs du client et du thérapeute n'est concevable.

Lorsque le client expérimente la « congruence », le « regard positif inconditionnel » et la « compréhension empathique » au cours des séances de thérapie et qu'il en constate la présence chez le psychothérapeute, on obtient alors la sixième condition nécessaire et suffisante pour qu'il y ait une réorganisation des perceptions menant à un changement de personnalité.

La présence

> *« La présence comme un état qui rend plus pertinente l'efficacité des trois conditions nécessaires et suffisantes. Un état qui n'est pas une attitude, qui ne peut pas être provoqué, qui "est", s'installe et envahit l'espace relationnel… "une autre caractéristique". »*

Conclure la description de ces trois attitudes sans parler de la « présence » serait ne pas tenir compte de l'élément fondamental

---

1. Duval R., « Les fondements philosophiques de la pensée de Carl Rogers », *ACP-PR*, n° 8, La Queue-lez-Yvelines, 2008.

qui atteste de leur interrelation. La « présence » est indissociable de l'instantanéité. C'est une composante incontournable. Elle se reflète dans chacune des attitudes et participe à leur efficacité. Comment être authentique sans une présence à soi, à l'autre ? Comment poser un « regard positif inconditionnel » sans être présent au monde de l'autre ? Comment être empathique sans la présence à la relation et à l'intersubjectivité ?

La « présence » est une expression sensible de la perception de la réalité. Elle ouvre la conscience et privilégie l'accès à une rencontre profonde. Peter Schmid, dans un article exhaustif sur la présence psychologique, assure : « *J'ai acquis la conviction que cette "présence" est le fondement existentiel des attitudes de base que sont la congruence, la considération positive inconditionnelle et l'empathie*[1]. » Le psychothérapeute centré sur la personne, par sa présence à l'autre, déclenche une alchimie vibrante et salutaire entre ces trois attitudes de base qui s'intensifient et ravivent le mouvement d'« actualisation » du client. Présence se lie avec conscience pour fournir à l'être humain une perception d'existence et le propulse au cœur du vivant.

La présence est le principe indispensable qui permet à la conscience d'émerger. Elle permet de se reconnecter avec soi-même, avec le monde, avec la réalité. La conjonction de la présence et de la conscience donne accès à une vue plus lucide des problèmes psychologiques. Elle permet de débloquer les nœuds inconscients qui rendent l'authenticité inaccessible et retiennent la personne prisonnière d'une moralité qu'elle a aveuglément faite sienne, sans jamais la remettre en question, ni se demander si elle faisait sens pour elle, si elle s'adaptait à son besoin organismique. Sans en prendre conscience, elle l'a incorporée dans toute sa rigidité en se contraignant douloureusement à la respecter comme une loi immuable dont elle ne sait même plus à quoi elle correspond. Avec une présence assidue, la conscience s'amplifie, la personnalité se modifie en

---

1. Schmid P., « De la connaissance la reconnaissance », *Carriérologie*, vol. 9, n° 3, 2004.

profondeur, s'ajuste et s'épanouit. La spontanéité bénéficie d'une expression libre sans risque de rompre la stabilité acquise. La conscience règle la question de l'éthique. Il n'y a pas besoin d'interdit pour adopter un comportement adéquat quand la personne est harmonieusement intégrée. Rogers met l'accent sur la « qualité » de la présence du thérapeute dans la relation thérapeutique, à laquelle il attribue un rôle prédominant. L'implication d'une présence intense, cette manière d'être à laquelle Rogers se réfère de plus en plus dans les dernières années de sa pratique, n'est pas un concept additionnel de l'approche ni une attitude complémentaire aux trois attitudes qui constituent le cœur des conditions thérapeutiques. Inhérente aux principes de l'approche, elle en constitue le liant. Elle infère une façon nuancée et précise d'être à l'écoute de l'autre. Elle représente une faculté pertinente, propice à accompagner le client au plus près de ses ressentis. Elle spécifie, comme le souligne P. Schmid, « *une manière d'être de réfléchir les paroles, être habité par la philosophie humaniste qui spécifie l'approche*[1] ». C'est au centre de notre pratique que s'exprime cet humanisme, là où se combinent les trois attitudes à la fois induites et soutenues par la qualité de la présence. Une telle présence, éventuellement une nouvelle caractéristique, pourrait être envisagée comme une ouverture à une sensibilité illimitée, une disposition à laisser venir, à être disponible, à recevoir. Cet état, apparemment passif, est en réalité actif puisqu'il se situe dans une dynamique de réceptivité dans laquelle le thérapeute est à la fois conscient de lui-même, de l'autre et de leur intersubjectivité relationnelle. Il est ouvert et rassemble toutes ses perceptions, toutes ses mémoires, pour être plus en lien avec son client, tous deux inscrits dans le même univers fluctuant.

---

1. Schmid P., « La psychothérapie centrée sur la personne : une rencontre de personne à personne », *op. cit.*

L'écoute

« Une écoute attentive dénuée de jugement constitue une force thérapeutique
puissante même sans avoir l'intention d'amener une aide quelconque.
Elle confère à l'individu un sens de la personne, une sensation d'identité[1]. »

Accompagner le client dans son cheminement interne exige une grande délicatesse et beaucoup d'attention. Les attitudes spécifiques à cette approche, incarnées par le thérapeute, participent largement à sa manière d'être pour accompagner son client dans la compréhension de lui-même. Il est nécessaire, dans un premier temps, de s'attarder sur la signification du mot « écoute ». Ce terme est utilisé ici d'une façon très précise. Parler de l'écoute comme d'une caractéristique particulière peut faire sourire. Oui, bien sûr, tous les thérapeutes écoutent leurs clients, leurs patients. Mais avec quelle intention ? Pour Rogers, l'écoute est sans intention, c'est-à-dire sans attente particulière. Il s'agit d'une écoute attentive de ce que le client a envie de dire, de ce qui le préoccupe, l'ennuie, l'amuse, lui fait peur au moment présent. Une écoute de tout ce qui a de l'intérêt pour lui et qui peut donner du sens à son expérience immédiate, mais aussi, et surtout, une écoute en deçà des mots, une écoute de la personne dans sa globalité. Une écoute subtile qui rend le thérapeute attentif aux frémissements internes de son client et lui permet d'en capter les intonations profondes. Une écoute de tout son être, de ses soupirs, ses pleurs, ses hésitations, de son moindre souffle. Il s'établit entre le thérapeute et le client un dialogue corporel et sensible qui est plus riche d'informations que tout discours.

Le thérapeute s'efforce de percevoir ce que le client a de la difficulté à exprimer, ce qui parfois n'est pas encore accessible à sa conscience. Il ne peut le faire qu'avec une attention sans faille. S'il tente de saisir la signification des propos de son client, ce n'est pas tant le contenu de ses paroles qui l'intéresse, mais le ressenti de ce

---

1. Rogers C.R., *A Way of Being, op. cit.*

que le client esquisse, les sentiments qui surgissent lorsqu'il ose se raconter. Être écouté par quelqu'un qui n'attend rien de vous est un cadeau magnifique, cela donne la sensation d'exister. Une écoute de cette qualité libère la personne. D'une certaine façon, elle sent son existence confirmée par quelqu'un d'autre et cela lui donne la possibilité d'entrer en contact avec elle-même. L'individu a besoin de la présence d'un autre individu pour prendre conscience de lui-même.

Pour offrir cette écoute vigilante, le thérapeute doit être dans une disponibilité totale, il offre sa présence attentive et un accueil sans jugement. En effet, si cette écoute n'est pas une méthode, elle sous-tend l'alliance des attitudes essentielles à la thérapie centrée sur la personne, décrites ci-dessus ; écoute de soi, écoute de l'autre. Dans la rencontre interpersonnelle entre le thérapeute et le client, l'écoute est le facteur signifiant qui rend possible l'installation de la communication entre deux partenaires. Elle est le garant d'une profonde compréhension que le client peut ressentir et oser explorer sans crainte. Bien que la thérapie centrée sur la personne soit une thérapie verbale, l'écoute qu'elle propose ne s'adresse pas uniquement à la parole, comme on l'aura compris. Les silences sont autant chargés de sens, les gestes éloquents, comme toutes les manifestations non verbales qu'exprime le corps et qui fournissent de précieux éléments à notre discernement.

La non-directivité

« Il nous est impossible d'enseigner quelque chose à quelqu'un, nous pouvons seulement faciliter l'apprentissage personnel d'autrui[1]*. »*

À la lumière de ce qui vient d'être exposé, la valeur de la « non-directivité » sera comprise avec plus d'acuité. En effet, c'est un terme qu'il faut nuancer. Il ne peut y avoir de directivité dans l'application des trois attitudes telles qu'elles sont mentionnées

---

1. Rogers C.R., *Autobiographie, op. cit.*

dans ce texte. Être « non directif » signifie ne pas avoir d'objectif particulier, parce que le psychothérapeute centré sur la personne respecte le mouvement interne du client, donc son processus de croissance. Cela lui évite toute obligation de suivre une voie qui ne serait pas la sienne. La liberté ne peut être atteinte sous un contrôle externe. L'attitude non directive du thérapeute sous-tend sa foi dans la tendance actualisante. Il sait que si cette force inhérente au développement positif de la personne est entravée, comme c'est le cas lorsqu'il y a forte « incongruence », l'évolution de son client sera freinée, voire arrêtée. Puisqu'il s'emploie à lui faciliter l'accès à l'autonomie, à la liberté intérieure, il ne cherche donc pas à l'orienter. Au contraire, il lui fait confiance dans le choix de sa méthode d'ajustement à la réalité, il le laisse découvrir et conserver son intégrité psychique, par lui-même. Ce sont les principes éthiques de la « non-directivité ».

La personne est à la recherche de son Soi véritable. Cette quête prend parfois une forme anarchique et incompréhensible pour le thérapeute. Pourtant elle précède souvent l'ordre qui s'établit lorsque la personne sort de la confusion et que cette trajectoire tortueuse prend alors tout son sens. La « non-directivité » est une façon de privilégier l'« être » par rapport au « faire ». Rogers, très opposé à toute forme d'éducation imposée, prônait un accès libre à la compréhension de soi par le biais de la symbolisation de l'expérience personnelle.

Dans la psychothérapie, le thérapeute n'introduit pas chez le client quelque chose qui ne s'y trouve pas, il sollicite ce qui est enfoui et qui lui appartient déjà. Rogers voyait dans la « non-directivité » une façon d'être attentif, prudent, de rester « centré » sur le client pour éviter de l'influencer. C'est cependant ce qui, même *a minima*, se passe, malgré toute la vigilance du thérapeute. Ce serait faire preuve de légèreté de ne pas le reconnaître. Il est très facile, pendant une séance thérapeutique, d'induire un enseignement, une façon de penser, de voir les choses, un jugement, une idée directive. C'est parfois repérable dans les reformulations faites au client, dans les vérifications ou toutes tentatives de manifester la compréhension de ce qu'il exprime. Il faut être extrêmement attentif pour éviter cet écueil.

Où commence la « non-directivité » et où s'arrête-t-elle, pour ne représenter qu'une influence productive, sans rien imposer ? Par une remarque perspicace, Yves Saint Arnaud donne une réponse sans ambiguïté : « *On ne peut pas ne pas diriger. La question est de savoir vers quoi ? Le génie de Rogers est d'avoir su diriger son interlocuteur vers le lieu interne où se trouve la réponse à la plupart des questions qu'il se pose sur lui-même, sur les choix à faire, sur l'efficacité de son action*[1]. » Si le thérapeute fournit l'espace qui permet au client de toucher son essence, il n'y a pas de directivité, au sens d'imposer quelque chose ou de restreindre le champ d'évaluation du client.

Une autre caractéristique propre à l'attitude non directive est de déjouer le piège de la dépendance. Diriger les individus leur fait perdre la notion de responsabilité vis-à-vis d'eux-mêmes et du monde. Ils s'appuient sur une autorité externe sans laquelle ils se trouvent démunis et figés dans une réalité qui n'est pas la leur. Ils passent à côté de leur créativité. Sans doute, il y a une prise de risques en adhérant à la flexibilité que l'Approche Centrée sur la Personne propose. Celui de retrouver toutes ses capacités d'adaptation, celui de recontacter la puissance de sa propre énergie, celui d'atteindre un niveau d'expression authentique, et celui de se réapproprier son pouvoir personnel. Mais, comme le souligne Rogers : « *Lorsque nous parlons de donner aux gens plus de liberté, c'est la liberté avec la responsabilité*[2]. »

Pour conclure, ajoutons que nous avons découpé, par souci de compréhension, les différentes notions qui peuvent rendre compte de l'approche en essayant de ne pas perdre l'esprit de sa philosophie sous-jacente. Ce n'était pas sans prendre le risque de minimiser la plasticité du fonctionnement holistique de la méthode. En

---

1. Saint Arnaud Y., « La non-directivité », *ACP-PR*, n° 4, La Queue-lez-Yvelines, 2006.
2. Rogers C.R., « Non-directivité », entretien avec Gaussen F., *Le Monde dimanche*, Clefs, 1979.

réalité, ainsi définies, les parties qui la composent sont inséparables et inextricablement impliquées les unes dans les autres. Partant de la base sur laquelle toutes les convictions viennent se greffer, nous en arrivons à une conception intégrale dans laquelle chaque caractéristique spécifique fonctionne, uniquement parce qu'elle est en corrélation avec les autres. Nous ne pouvons plus séparer unicité, subjectivité, globalité, tendance actualisante, développement positif, *experiencing*, respect, présence, écoute, confiance, conscience, congruence, regard positif inconditionnel, compréhension empathie, acceptation, processus, mouvement, valeur, estime de soi, croissance, autonomie, responsabilité, liberté, humanité. Tous ces aspects font partie intégrante de l'Approche Centrée sur la Personne et ne prennent leur valeur que s'ils sont envisagés dans leur indissociabilité.

Les premières convictions chrétiennes de Carl Rogers furent probablement le creuset de son inspiration. Son incontestable croyance dans la grandeur de l'être témoigne de sa ferveur. L'élaboration de son approche peut être assimilée à une véritable « profession de foi » ou, pourquoi pas, à l'œuvre de la tendance actualisante. Ses recherches méthodiques lui ont permis de rassembler au cours de ses expériences les éléments constitutifs de sa méthode. Comme les pièces d'un puzzle, les différentes parties qui la composent ne sont pas apparues dans un ordre précis. Mais l'ensemble, une fois agencé, donne une conception globale et homogène. La tendance actualisante, proposition de base, insérée plus tardivement dans la théorie, a permis de rendre compte, d'une façon plus probante, de l'efficacité des attitudes thérapeutiques expérimentées avec une si profonde acuité.

Il y a une grande cohésion entre les concepts développés par Carl Rogers. La subtilité de l'agencement de ses principes et leur inséparabilité accentuent l'aspect humain de cette approche qui parvient à rester fluide dans sa complexité, indéniable reflet de la nature.

Chapitre 5

Les qualités du thérapeute

« Évaluer chaque rencontre avec un client selon le degré de présence des attitudes chez le thérapeute et selon ce que le client retire de l'expérience, voici ce qui est consistant avec l'éthique de la pratique[1]. »

BARRY GRANT

Beaucoup plus que la méthode et les techniques qui pourraient être utilisées, c'est la *qualité* du thérapeute qui est primordiale dans sa fonction. Les différentes caractéristiques du psychothérapeute, tant sur un plan personnel que professionnel, doivent s'articuler en une quintessence harmonieuse afin de pratiquer la psychothérapie avec toute l'exigence nécessaire. Au-delà des compétences théoriques requises et de l'expérience clinique irremplaçable, les particularités du thérapeute sont multiples. Organisées dans une complexité créative, elles varient selon chaque individu et en façonnent le style. Même si les diverses facettes qui constituent son être ne sont pas forcément utilisées, c'est avec tout ce qui le compose, toutes ses expériences, tout ce qu'il a vécu, tout ce qu'il a appris et intégré qu'il s'engage dans la relation thérapeutique. Ce n'est pas tant la méthode utilisée qui est importante, mais ce qu'il est dans sa réalité palpable. Rogers aimait beaucoup les citations des sages orientaux, il aurait certainement apprécié celle de Xu Yun : « *Quel*

---

1. Grant B., « La nécessité d'une justification éthique en psychothérapie : le cas particulier de la thérapie centrée sur la personne », *op. cit.*

que soit le style, l'apparence n'est que l'extérieur de quelque chose[1]. » L'équilibre interne est donc crucial. L'épanouissement du thérapeute et l'acquisition des compétences nécessaires à son efficacité sont le résultat d'un travail ininterrompu. Pour paraphraser Søren Kierkegaard, il s'agit de « devenir celui qu'on est en réalité ». Cette aspiration à la tentative de se révéler dans son essence semble ne jamais s'épuiser.

La connaissance de soi et la connaissance de la méthode thérapeutique sont indispensables, c'est une évidence. Mais d'autres domaines plus généraux, tout aussi essentiels, peuvent être explorés. Rogers attache une grande valeur à une connaissance socioculturelle et expérientielle : « *Je pense que posséder un large savoir ainsi qu'une large expérience de vie est essentiel pour devenir un bon thérapeute[2]. »* En intégrant acquis intellectuels et expériences organismiques, le thérapeute gagne une liberté intérieure qui ne laisse pas de place à l'anxiété. Il peut alors s'appuyer, avec quiétude, sur ses richesses internes. Ses propres ressources, fiables et accessibles, sont garantes de sa stabilité. Elles rendent possible la dissolution des peurs et génèrent l'ouverture nécessaire à une plus large compréhension de soi.

Intégration des attitudes

> *« Dans une certaine mesure, le thérapeute est un modèle.*
> *En écoutant avec acceptation tous les aspects de l'expérience*
> *du client, le thérapeute modèle la notion de l'écoute de soi[3]. »*

Rogers donne à l'intégration des attitudes chez le thérapeute une place prépondérante. En effet pour que les principes intrinsèques à l'Approche Centrée sur la Personne soient d'une réelle efficience, ils doivent être non seulement compris intellectuellement

---

1. Xu Yun, « Nuage Vide », *Ch'an and Zen Teaching*, York Beach Maine, 1993.
2. Baldwin M., « Entretien avec Carl Rogers sur l'utilisation du self en thérapie », *op. cit.*
3. *Ibid.*

par le thérapeute, mais surtout intégrés dans la totalité de son être. Autrement dit, qu'il en ait fait l'expérience complète, qu'il les ait totalement acceptés et qu'il ait perçu leur implication globale en lui-même. C'est à cette seule condition que son client pourra les expérimenter et se les approprier à son tour. Cette intégration est nécessaire pour constituer l'attitude globale du thérapeute. Sa « manière d'être » sert de référentiel au client. Il voit sûrement le thérapeute comme un modèle à atteindre. Si c'est, en quelque sorte, ce que le thérapeute incite par sa « manière d'être » sponta-née, ce n'est certainement pas son objectif. Sans l'intégration des attitudes et une conscience de soi approfondie l'« utilisation du Soi » du thérapeute n'est pas réalisable d'une manière signifiante. Pour être restituées sans artifices dans la relation thérapeutique, elles doivent devenir inhérentes à la personne, c'est le seul gage de leur efficacité. Rogers a démontré sans relâche l'efficacité d'une compréhension organismique plutôt que d'appliquer des règles. Barry Grant cite Barbara Brodley : « *Brodley décrit avec grand soin et grande habileté comment le fait de vivre les attitudes est fondamentale-ment non directif et respectueux de l'autodétermination du client*[1]. » En effet, il s'agit d'incarner les attitudes, et non de les appliquer. À l'évidence, ces attitudes sont interdépendantes, l'une générant l'autre. Être congruent demande à la fois écoute empathique et acceptation de soi. Deux qualités spécifiques aux autres attitudes. La première est au cœur de l'empathie, elle requiert une écoute exi-geante des ressentis du client. La deuxième est indispensable pour accueillir le client avec un regard positif inconditionnel.

Ces trois attitudes se renforcent mutuellement, chacune étant nécessaire à la complexification des deux autres. La présence, ingré-dient indispensable à leur réalisation, augmente simultanément en intensité, et dynamise un accès plus direct à la conscience. Puisque cette intégration organismique éloigne du « vouloir faire », une attention permanente à sa qualité d'être s'impose.

---

1. Grant B., « La psychothérapie centrée sur la personne, une rencontre de personne à personne », *ACP-PR*, n° 9, *op. cit.*

Être vraiment soi-même

« Être soi-même c'est (justement) accéder à la mobilité, à la fluidité complète.
Le changement y est facilité, peut-être même poussé à l'extrême,
lorsqu'on accepte d'être vraiment soi-même[1]. »

Être soi-même ! Qu'est-ce que cela signifie ? Ce n'est certainement pas une invitation à atteindre un état définitif, une forme
figée. Toute fixité bloque l'« actualisation » de l'individu et anni-
hile sa liberté. Le psychothérapeute étant son propre « outil », sa
réalisation personnelle est essentielle puisqu'elle est au service du
client, au même titre que ses qualités et ses compétences. Pour que
son adhésion à l'expérience immédiate du client soit décisive, une
compréhension de lui-même et du monde, lui procurant aisance
et flexibilité, est indispensable. La faculté d'adaptation aux diverses sollicitations de l'environnement qu'il développe procède de
l'acceptation de lui-même. Dans cette optique, être soi-même
présuppose qu'on ne se « sente pas obligé » de « faire » ou de
« dire » des choses avec lesquelles on n'est pas en accord. Plus précisément, il s'agit d'assumer sa vision du monde avec autant de
conviction que l'ouverture à la pensée de l'autre est totale.

Dans son livre *Le développement de la personne*, Rogers consacre
un chapitre entier à la notion « être vraiment soi-même », preuve
de l'importance qu'il y attache. Il place le mouvement de l'évolution au cœur du changement et de l'adaptation. Être soi-même,
c'est rejeter la rigidité au profit d'une adéquation consciente aux
variations incessantes de l'impulsion du vivant. Cela provoque
parfois une impression d'insécurité. Rogers s'est nettement démarqué de la plupart des psychologues de son époque. Son intérêt
pour la philosophie et les sciences humaines transparaît dans son
travail. Il tisse des liens entre différents courants de réflexion, éthique, ontologique, phénoménologique, et le développement de ses
idées thérapeutiques. À cet égard, il cite souvent des philosophes

© Groupe Eyrolles

---

1. Rogers C.R., *Le développement de la personne, op. cit.*

contemporains comme Kierkegaard, dont l'énoncé : « *être soi-même c'est devenir soi-même*[1] » reflète l'intérêt de Rogers pour la notion de devenir. Rogers cite aussi Lao Tseu : « *La manière d'agir, c'est la manière d'être*[2]. » Ce sage chinois du Ve siècle avant J.-C. a fondé le taoïsme, doctrine du non-agir qui prône la pensée intuitive. L'intuition et le non-agir (« ne pas faire ») sont aussi des principes de premier plan dans l'Approche Centrée sur la Personne, au même titre que la présence et la conscience.

Présence à l'autre

« Ma simple présence est aidante et libératrice pour les autres. [...] il semble que mon esprit intérieur se tende vers l'esprit intérieur de l'autre et le touche. Notre relation se transcende et devient partie de quelque chose de plus vaste. Croissance profonde, guérison et énergie sont présentes[3]. »

Dans cette citation, Rogers fait référence à une dimension spirituelle, voie dans laquelle il s'est peu engagé, bien qu'il reviendra sur ce sujet à maintes reprises dans ces derniers écrits. Avec une présence à soi, la conscience émerge et libère le flux d'énergie vitale qui pousse l'individu à se réaliser et à s'adapter à son milieu. Le psychothérapeute est principalement concerné par la présence à ce mouvement qui sous-tend la tendance actualisante. C'est avec une vigilance constante et chaque fois « rafraîchie » qu'il accueille son client dans son originalité et l'accompagne en respectant son rythme. Pour cela, la présence à l'autre doit être totale. Elle ouvre la route à la spontanéité, ce qui suppose un « laisser-être », une disponibilité absolue. L'esprit et le corps se maintiennent en éveil sans intention et sans attente. Chaque personne est unique, et chaque élan, chaque impulsion qu'elle vit l'est aussi. Le thérapeute tient compte de ce caractère de nouveauté.

---

1. Kierkegaard S. cité par Schmid P., « De la connaissance la reconnaissance », *Carriérologie, revue francophone internationale*, vol. 9, n° 3, 2004.
2. Rogers C.R., *Le développement de la personne*, op. cit.
3. Rogers C.R., *A Way of Being*, op. cit.

Martin Buber, qui inspira Rogers, souligne : « *En dépit de toutes les similitudes, chaque situation de vie a, comme un enfant nouveau-né, un nouveau visage qui n'a jamais existé avant et qui n'existera plus jamais. Cela exige de vous une réaction qui ne peut pas être réfléchie à l'avance. Cela ne concerne pas le passé. Cela demande présence, responsabilité ; cela demande vous*[1]. » C'est bien le psychothérapeute, dans une implication organismique globale, qui est requis pour cette interaction, et non un personnage fabriqué, bardé de références, de techniques, ou de dogmes. Cette présence à soi, à l'autre, à l'expérience immédiate, à l'unisson d'un même rythme, est d'une nature particulière.

En essayant de décrire avec précision ce qu'il veut dire par « une certaine qualité de présence », Rogers met l'accent sur la libération de sa spontanéité et la confiance qu'il accorde à son intuition : « *Quand je suis au plus près de mon soi intime et intuitif, quand je suis, d'une certaine manière, en contact avec l'inconnu en moi*[2] *[…] alors, quoi que je fasse semble être très curatif.* » Ce fragment de citation présuppose que le thérapeute est en contact profond avec son « noyau organismique ». Il possède une grande confiance dans sa capacité de réceptivité et une détente sans limites face à l'inattendu. Ces valeurs nécessitent un haut degré de connaissance de soi, et représentent le gage de son épanouissement. Elles lui confèrent une solidité constante et une aisance sereine. Son adaptation continue au flux de la vie est réelle. À ce stade de plénitude, le thérapeute peut se débarrasser de toute technique et autre théorie dont il n'a plus besoin pour se rassurer ou se protéger. Une qualité de présence de cette envergure nécessite, à n'en pas douter, une maturité exceptionnelle chez le thérapeute. Il faut cependant se garder de toute idéalisation. Le plus important est, en premier lieu, d'être conscient de ce qui se produit en soi et dans la relation.

© Groupe Eyrolles

---

1. Buber M., *Le Je et le Tu*, Beacon Press, New York, 1923.
2. Rogers C.R., *A Way of Being, op. cit.*

L'intuition

« Lorsqu'on évoque la connaissance intuitive, il s'agit d'une forme de savoir appelé "sensation" et cela suggère ce qui était toujours là ; l'unitaire et l'universel dans la connaissance [...] il y a là une sonorité organique[1]. »

Le thérapeute, unifié, élargit le champ de sa réceptivité et se laisse pénétrer par une « conscience intuitive ». Une telle tendance induit une faculté de présence exceptionnelle, dont « une aptitude à être » pourrait rendre compte. Rogers parle de la qualité de présence comme de quelque chose d'indéfinissable, que d'ailleurs il ne nomme pas, parce que, comme il le souligne, cela touche à l'inconnu. Cette nouvelle caractéristique représente une ouverture à une sensibilité illimitée, un état de laisser venir, d'être disponible à recevoir. Rogers a appris à faire confiance à ces réponses spontanées qui adviennent pendant les entretiens thérapeutiques. Il parle à ce propos d'une « perception sensitive » : « *L'expression exacte qui s'était formée d'elle-même en moi et qui voulait être dite[2].* » Dans cette remarque, l'idée que ces paroles s'imposent sans réflexion préalable, sous le diktat d'une « impulsion organismique », induit une intelligence fondamentale subconsciente. La capacité de cette perception intuitive est propre à chaque être humain. Elle procède d'un ressenti d'unité avec la totalité qui permet d'être en contact immédiat avec la situation sans l'intervention d'une introspection discursive.

Ouvert à l'expérience de son client, le thérapeute est aussi touché par les sentiments que ce dernier dévoile. Ce sont là deux traits importants de la qualité de présence du thérapeute dans la relation. Pour capter au mieux ce vécu, le thérapeute va développer son empathie et laisser son intuition émerger spontanément. La spontanéité joue un rôle essentiel dans l'apparition d'*insights*, compréhensions conscientes soudaines. Elle permet la manifestation fulgurante de l'intuition et relève d'une sensibilité sans cesse

---

1. Shlien J., *To Lead an Honorable Life*, PCCS Books, Ross-on-Wye, U.K., 2003 (traduction libre de Françoise Ducroux-Biass).
2. *Ibid.*

en accord fluide avec le monde environnant, que le thérapeute perçoit viscéralement. Elle se produit dans un instant précis, et ne peut donc pas être répétée. L'intuition est une percée de la conscience, une expérience de libre expression sans aucune inhibition, qui s'impose avec justesse et certitude. Cela suppose une compréhension immédiate d'un événement ou d'un individu, qui ne résulte pas d'une élaboration mentale préalable. Envisagée en tant que perception directe, on pourrait la comprendre comme une anticipation de la pensée de l'autre ou plus exactement l'appréhension de son ressenti intime dans une simultanéité parfaite. Une réceptivité exacerbée nous donne accès à cette connaissance instinctive de ce que l'autre expérimente même si celui-ci n'en a pas toujours complètement conscience. L'intuition a pour particularité d'induire une certitude, une conviction intrinsèque. Dans ces moments de compréhension instantanée, des informations, encore non accessibles à la conscience, se manifestent d'une manière complexe, inexplicable, incontrôlable. Une communication s'établit à un niveau subtil, sans mots, sans besoin d'explication, avec simplement la sensation d'une évidence. Une confirmation de la justesse de la perception n'est pas nécessaire. La confiance que le thérapeute accorde à son intuition ne signifie pas qu'il l'utilise comme une vérité, mais comme un point d'appui. Cette référence lui permettra de vérifier, au plus près, les ressentis de son client.

Utilisation du Soi

> « *Lorsque je m'utilise, j'inclus mon intuition et l'essence de moi-même, quoi que cela puisse être*[1]. »

Dans l'Approche Centrée sur la Personne, l'implication du thérapeute l'engage dans une relation authentique dans laquelle sa responsabilité est sollicitée. Il se présente à son client sans affectation

---

1. Baldwin M., « Entretien avec Carl Rogers sur l'utilisation du self en thérapie », *op. cit.*

dans une ouverture et une disponibilité d'accueil et d'écoute. Deux personnes face-à-face. Le psychothérapeute s'implique personnellement dans la rencontre avec son client. Qu'est-ce que cela signifie ? La dimension humaine qui s'infiltre dans chaque principe de cette approche, et qui en signe la particularité, conduit le thérapeute à développer sa capacité à rester le plus « naturel » possible. Le psychothérapeute centré sur la personne n'est pas dans la neutralité. Il s'adresse à des personnes souvent en détresse et réagit aux sentiments qu'ils expriment en toute spontanéité. S'il donne la priorité à son client, en laissant ce qui lui appartient de côté, il s'autorise à être lui-même, en restant au contact de ses réactions émotionnelles, en écho aux sentiments du client et à son propre ressenti. Ce qu'il offre à son client c'est son « savoir-être ». En cela, il incarne la discipline de la méthode : « *Le seul "moyen" ou "instrument" c'est la personne du thérapeute lui-même. Cela suppose, avant tout, qu'il renonce à toute technique et stratégie préétablie ainsi qu'à tous les moyens, "jeux" et "exercices", qui lui servent à se défendre contre ce qui survient*[1]. » Une telle constatation s'éloigne de l'utilisation des tests et autres conceptions théoriques comme indicateurs des difficultés psychologiques du client. L'aspect phénoménologique de cette approche trouve ici sa signification profonde. Nous sommes au cœur de ce qui se vit dans l'immédiateté et qui se révèle entre les partenaires de ce face-à-face exceptionnel. C'est bien ce que le thérapeute met de lui-même dans la relation qui est primordial et qui confirme son engagement personnel. Sa présence vigilante, son attention fine, son ouverture, l'effacement de ses propres références, son expression à la fois subtile et directe, son acceptation sincère sans intention de provoquer un changement arbitraire, sans manipulations, favorisent le partage. Alliant connaissances, expériences et savoir, le thérapeute puise sa force et son inspiration dans une grande détente. Dans ce contexte, ce terme signifie une sorte de « laisser-aller » qui ne s'apparente en rien à une attitude laxiste. Au contraire, c'est grâce à une attention

---

1. Schmid P., « La psychothérapie centrée sur la personne : une rencontre de personne à personne », *op. cit.*

intense et tonique que le thérapeute peut s'abandonner sans crainte dans la relation thérapeutique, et mettre son Soi intime autant que ses capacités à la disposition de son client. Cette aptitude à s'« utiliser », telle que Rogers l'a décrite, est très spécifique, à la fois à son style et à sa maturité, elle n'est pas destinée à servir de modèle. L'« utilisation de Soi », inévitable dans la relation thérapeutique, reflète, à la fois, les capacités d'abandon et les capacités de maîtrise de soi, quelle que soit l'intensité que chaque thérapeute leur donne. Chaque personne a ses propres compétences et une personnalité singulière qui ne peuvent pas se fondre dans un moule, mais qui déterminent son propre style. Rogers insistait beaucoup sur ce point, c'est à la créativité de chacun qu'il s'adresse. Dans son livre *The mystical power of Person Centred Therapy*, Brian Thorne ajoute : « *Il est évident que pour Rogers un tel abandon de soi – considéré comme l'ultime utilisation du soi – ne peut être entrepris que par quelqu'un qui a un "large savoir" et une "large expérience de vie". L'aptitude à abandonner le Soi, mais aussi à y retourner, exige de fidèles points de référence dans un monde évolutionniste dans lequel la personne est, elle-même, un élément changeant d'un potentiel qui se transcende*[1]. » L'« utilisation » du Soi s'entend à un niveau subtil. Elle fait référence à une énergie dynamique, comme l'évoque Rogers : « *Quand mon Soi est présent de façon claire et évidente. Je sais qu'un grand flot d'énergie active passe de moi au client, et j'ai maintenant pris conscience que, dans une certaine mesure, cette énergie a probablement été présente dès le début*[2]. » L'intense contribution du Soi du thérapeute dans la relation thérapeutique facilite l'ouverture à l'inconnu, tout en offrant au client une grande sécurité. Elle lui permet, aussi, de se substituer à un miroir, le plus possible dénué d'intention, et de refléter avec fidélité les sentiments et les émotions de son client. Cela demande une faculté de perception considérable et un art de savoir restituer les sentiments du client, avec autant de justesse que de légèreté.

---

1. Thorne B., *The mystical power of Person Centred Therapy*, Brian Thorn Édition, Londres, 2002 (traduction libre de Geneviève Odier).
2. Baldwin M., « Entretien avec Carl Rogers sur l'utilisation du self en thérapie », *op. cit.*

L'« utilisation de soi » exige du thérapeute une stabilité interne et une grande assurance. S'il peut provisoirement « abandonner » son Soi, sa capacité à se re-contacter et à retrouver ses appuis référentiels personnels doit être sans faille. Cette aptitude demande au thérapeute une grande rigueur et une connaissance de soi exceptionnelle. Il s'agit dans ce « laisser être » de manifester une présence constante, à la fois intense et dépourvue de tensions, et qui laisse émerger une relation de confiance d'une souplesse incomparable. Seul un thérapeute qui a parfaitement intégrer ses qualités et ses limites peut atteindre une telle aisance sans risque pour lui-même ou pour son client.

Projection

Au cours d'une psychothérapie, les circonstances qui nécessitent attention et maîtrise sont assez fréquentes. À titre d'exemple, tout thérapeute se trouve, un jour ou l'autre, confronté au mécanisme de *projection*. Dans une telle circonstance, le thérapeute doit porter une attention particulière à cette manifestation afin de prendre conscience de ses propres réactions à cette situation. Dans chaque relation et *a fortiori* dans une relation thérapeutique, ce style de manifestation est fréquemment observé. Il serait vain de le nier. C'est un phénomène psychique courant, somme toute banal, qu'il convient d'examiner plus précisément dans le cadre de la psychothérapie où ces projections sont d'ailleurs, ici aussi, très souvent bilatérales. Il est évident que la situation thérapeutique sollicite d'emblée ce que John Shlien nomme « *des tensions émotionnelles et relationnelles inévitables*[1] », expression qui se traduit par « transfert » dans certaines méthodes thérapeutiques, notamment dans la psychanalyse où ce concept a une place centrale et incontournable, son analyse étant au cœur de la « cure ». Ce n'est pas le cas dans l'Approche Centrée sur la Personne. La réponse du thérapeute aux projections du client, nommées « contre-transfert » dans ces autres théories, n'est pas non plus prise en considération

---

1. Shlien J., *To Lead an Honorable Life, op. cit.*

en tant que telle. L'observance des principes essentiels de l'approche permet de les envisager sous un autre angle.

Les réactions émotionnelles sont nécessairement présentes puisque le client arrive en état de faiblesse, de trouble et de souffrance. Il est vulnérable et souvent suggestible. Il investit, dans son attente d'aide et de soutien, tout crédit au thérapeute qui, de fait, est idéalisé. La situation se prête déjà à la dépendance. D'un autre côté, au cours des toutes premières rencontres, les *a priori* et les jugements du client lui inspirent méfiance et angoisses. La crainte de se trouver dans une situation de rejet ou de dépréciation active ses défenses et peut susciter des sentiments agressifs. Dans cette perspective, toutes les émotions qui surgissent lors des entretiens seront plus ou moins exacerbées. Il appartient au thérapeute, d'une part, d'être suffisamment clair sur ses propres ressentis émotionnels et, d'autre part, de ne pas utiliser les réponses affectives du client pour entretenir une dépendance ou en tirer des conclusions interprétatives préétablies. Lorsqu'il y a des projections, elles sont considérées par le thérapeute comme faisant partie du processus du client, sans qu'elles subissent un sort particulier. Elles sont acceptées, reflétées et reformulées instantanément, comme tous les autres sentiments. Chaque session est l'occasion d'une exploration unique de ce que vit le client dans son expérience immédiate. Les souvenirs, qui s'y rattachent parfois, sont pris en compte dans ce contexte précis. Dans ce cas de réminiscence à ce moment particulier, le passé devient le présent. Tout élément nouveau ou réitéré, souvenir ou sentiment négatif ou positif, est observé à la lumière de ce qui émerge à l'instant présent, avec un regard neuf, pour ainsi dire. Le thérapeute authentique s'autorise à faire part de ses réactions émotionnelles en réponse aux sentiments exprimés par son client. Il fait preuve de transparence lorsqu'il donne de brèves informations de son propre vécu immédiat. La « congruence » joue un rôle essentiel dans la résolution des projections. La clarté du thérapeute participe à la diminution progressive des émotions figées qui resurgissent dans les situations transférentielles. Grâce à une conscientisation des expériences immédiates, sans cesse plus affinée, le client déjoue la crispation provoquée par la distorsion de ses sentiments. Une nouvelle lucidité met au jour ses réactions émotionnelles inconsciemment rejetées sur le thérapeute.

Rogers constate que le client éprouve deux sortes de sentiments destinés au thérapeute : les « réactions » et les « projections ».

Les *réactions* sont le résultat de l'effet que provoquent chez le client les attitudes, le comportement ou les paroles du thérapeute. Ces réactions, quand elles sont positives, peuvent entraîner un sentiment de gratitude, d'amour ou d'admiration. Cela peut se produire si le thérapeute fait preuve d'une attention chaleureuse quand il est traversé par une intense émotion ou encore s'il a un geste, tout simplement humain, celui de tendre un kleenex ou un verre d'eau, mais plus typiquement dans le cas d'une compréhension empathique profonde. Quand les réactions sont négatives, elles produisent des sentiments hostiles ou de mépris vis-à-vis du thérapeute.

Les *projections* concernent les éléments de l'histoire du client qu'il projette sur le thérapeute. Il s'agit de sentiments négatifs ou positifs. Cela peut être de la méfiance, de la rage ou de la passion, qu'il avait pour un de ses parents, ou une personne de son entourage proche, qui a joué un rôle important dans ses premières expériences. Ces réactions affectives procèdent d'une attitude capitale : la « compréhension empathique ». Si elle est absente, elle provoque l'effet opposé à ce qu'elle est supposée apporter. John Shlien le résume simplement : « *Je crois que la plupart des affects d'amour et de haine sont imputables à la compréhension et à l'incompréhension*[1]. » Dans son article « Une contre-théorie du transfert », il constate, en s'appuyant sur le témoignage d'une cliente, que la compréhension profonde produit un sentiment d'amour : « *Se sentir compris affecte un être humain aux niveaux psychologique et physiologique*[2]. » Il va même plus loin que Freud : « *Comme Freud l'a formulé grossièrement à propos du transfert : "c'est une manière de tomber amoureux", laissez-moi le dire carrément ainsi : comprendre,*

---

1. *Ibid.*
2. *Ibid.*

c'est une manière de faire l'amour[1]. » C'est dire l'intensité de cette expérience. Ce sentiment d'amour, représentatif du « regard positif inconditionnel », est, bien évidemment, à ne pas confondre avec une relation amoureuse entre deux individus, bien qu'elle puisse provoquer des effets semblables. Il est plus approprié d'y induire une notion de proximité, un rapprochement amical et fraternel, qui, grâce à la reconnaissance et l'appréciation reçues, donne la sensation d'être relié à l'autre.

Ces attitudes permettent au client de prendre peu à peu conscience de ses propres projections, sans que le thérapeute ait besoin de les expliciter. Pour Rogers, ces projections trouvent, ainsi, leur réelle signification : « *Quand la compréhension du thérapeute est correcte et son acceptation authentique, quand aucune interprétation n'est donnée ni aucune évaluation faite, les attitudes transférentielles tendent à se dissoudre, et les sentiments sont dirigés vers leur véritable objet*[2]. » Une personne qui n'a jamais été comprise de cette manière fait, quand cela se produit, une découverte essentielle qui ranime son élan vital. C'est un processus naturel comme le souligne Shlien : « *L'effet tire, en vérité, son origine de la situation elle-même et de l'action de la psychothérapie, à condition que celle-ci soit effectivement bienfaisante*[3]. » Il n'y a donc pas lieu de mettre un accent déterminant quand un tel sentiment est exprimé. Il est plus pertinent de le considérer comme n'importe quels autres sentiments. Rogers dans une réponse à l'article de John Shlien, précédemment cité, précise : « *Si le thérapeute comprend son client avec sensibilité, s'il l'accepte véritablement sans le juger, sa thérapie avancera à travers ces sentiments. Il n'est absolument pas nécessaire de faire un cas particulier de ces attitudes transférées sur le thérapeute et il n'est pas nécessaire que le thérapeute laisse la dépendance s'installer*[4]. » Pour lui, ces différents sentiments exprimés ne demandent pas à

---

1. *Ibid.*
2. Rogers C.R., The *Reader, op. cit*, p. 133.
3. Shlien J., *To Lead an Honorable Life, op. cit.*
4. Rogers C.R., « Commentaires de l'article de John Shlien : Une contre-théorie du transfert », *Person-centered Review*, vol. 2, n° 2, mai 1987.

être « traités » différemment : « *Lorsqu'on répond à ces sentiments et qu'on essaie d'en faire quelque chose, il n'est pas nécessaire – du point de vue du client – de déterminer s'ils sont provoqués par le thérapeute, ou bien s'ils sont des projections. L'intérêt de la discussion est théorique. Ce n'est pas un problème pratique*[1]. » Ainsi, le thérapeute centré sur la personne n'a aucune projection à « gérer ». Parce qu'il ne porte pas de jugement, parce qu'il n'a pas d'attente, pas de but pour le client, parce qu'il ne fait pas de choix pour lui. Il ne peut pas être déçu puisqu'il accompagne les sentiments présents de son client.

Ce qui appartient au thérapeute

À un niveau personnel, le psychothérapeute peut avoir des réactions à ce que suscitent en lui les paroles du client ou son comportement. Cela peut être une sensation de malaise flou, signe de quelque chose qu'il redoute ou espère, qui le tente ou au contraire lui répugne, par exemple. Un sentiment confus qui résonne en lui sans qu'il le comprenne vraiment dans un premier temps, et dont il doit prendre rapidement conscience. Toutes ces réactions émotionnelles pourraient être imputées au client si le thérapeute n'était pas suffisamment prudent. Le psychanalyste Jean-Marie Delacroix affirme : « *Nous avons tendance à intellectualiser ou à refuser de voir en face le contre-transfert, au lieu d'essayer de le liquider par l'expression directe de nos émotions et de nos sentiments face au patient et aux situations qu'il nous fait vivre ou revivre*[2]. » Un thérapeute centré sur la personne sait trouver les réponses à ses sentiments inadéquats. Loin de se couper de ses émotions, il est en contact avec son ressenti. Il regarde ce qui résiste en lui pour ne pas bloquer l'évolution du processus de son client. La transparence joue ici un rôle majeur. Et parce qu'il est « congruent », il peut exprimer directement ses sentiments au client. Il ne cherche pas à rationaliser ni à attribuer à l'autre ce qui lui appartient. Il sait

---

1. *Ibid.*
2. Delacroix J.-M., « Le contre-transfert avec des patients borderline en institution psychiatrique », *L'Information psychiatrique*, vol. 54, n° 10, décembre 1978.

se remettre en question. Delacroix ajoute avec perspicacité : « *Le processus thérapeutique ne peut évoluer que si les thérapeutes sont au courant de leur propre vécu dans la relation thérapeutique et nous pourrions même aller plus loin et dire que le processus thérapeutique ne peut évoluer que si le patient, au moins à certains moments, est informé des sentiments des thérapeutes vis-à-vis de lui*[1]. » Cette citation s'applique très bien à l'Approche Centrée sur la Personne. Elle parle de la conscience de soi et de l'authenticité. Le psychothérapeute qui ne saurait pas accéder à cette visibilité serait en état d'« incongruence ». Il porterait un masque pour cacher son inconfort et serait incapable de procurer un accompagnement souple et sécurisant à son client. Dans ce cas, non seulement il ne serait pas aidant, mais pourrait être, sinon néfaste, absolument inefficace.

En résumé, le psychothérapeute centré sur la personne est entièrement disponible dans la relation thérapeutique. Il offre à son client, avec une grande lucidité, la possibilité de l'« utiliser » pour que ce dernier accède à ses sentiments réels. Bien entendu, dans cette optique, utilisation ne signifie pas manipulation. Si le client a recours à une attitude mystificatrice, elle est considérée, à ce moment de l'expérience immédiate, comme une défense à visée sécurisante. Dans ce genre de situation, un thérapeute responsable ne sera pas abusé, un thérapeute peu expérimenté fera un travail sur lui. Ce sera l'occasion de comprendre pourquoi il réagit de telle ou telle façon. Pourquoi un certain sujet le touche particulièrement ? Qu'est-ce qu'un certain thème, abordé par le client, suscite en lui ? Qu'est-ce qui le trouble ou l'ennuie ? C'est avec des questionnements permanents sur son attitude et sa compréhension de lui-même que le thérapeute trouve des réponses à ces questions. Il peut, si c'est nécessaire, effectuer une recherche plus approfondie au cours d'une supervision. En effet, le thérapeute n'a pas l'exclusivité de servir de miroir. Par son authenticité, il s'expose et prend aussi le risque d'être affecté, le client peut ainsi solliciter chez lui des zones vulnérables restées parfois dans l'ombre. Chacun, dans cette interaction, va être enrichi.

© Groupe Eyrolles

---

1. *Ibid.*

Carl Rogers était très clair sur cette distinction entre les projections du client et les réponses éventuelles du thérapeute qu'elles peuvent entraîner. Il précise : « *Puisque le but essentiel de la thérapie, tel que je le conçois, c'est d'entendre, d'accepter et de reconnaître les sentiments que le client est en train de ressentir, cela ne fait pas de différence fondamentale que le client me voie comme une personne jeune ou comme un amoureux ou comme une figure paternelle, tant qu'il est capable d'exprimer certains de ces sentiments. Le processus est le même, peu importent les sentiments dont il fait l'expérience[1].* »

Responsabilité

> « *Une des caractéristiques de l'Approche Centrée sur la Personne est la croyance constante en la responsabilité de la personne[2].* »

Professionnellement, le thérapeute est responsable de ses actes, de sa parole et des compétences qu'il met au service de son client, mais il n'est pas responsable de la conduite de ce dernier. Cela peut sembler paradoxal. Pourtant, accepter la personne telle qu'elle est dans ce qu'elle communique de son expérience ne veut pas dire valider ses comportements. Cela signifie l'accueillir telle qu'elle se montre avec ses doutes et ses conflits, sans lui infliger une appréciation sur ses actes ou sur ses réflexions. Ni commentaires, ni approbation, ni réprobation, ni considérations d'ordre moral ne font partie des interventions du thérapeute. Cette position, non jugeante, n'a rien de consensuel ou de permissif, mais donne au client la liberté de s'exprimer en toute sincérité, de libérer ses sentiments et de pouvoir les accepter, quels qu'ils soient. Il s'agit pour lui de les entendre, de les comprendre viscéralement et non pas de recevoir une interprétation intellectuelle venant du thérapeute. « *L'interprétation, quelle que soit son exactitude, n'a de*

---

1. Baldwin M., « Entretien avec Carl Rogers sur l'utilisation du self en thérapie », *op. cit.*
2. Rogers C.R. & Wood J.K., « The changing theory of client-centered therapy », *Operational Theories of personality*, Brunner/Mazel, New York, 1974.

valeur que dans la mesure où elle est acceptée et assimilée par le client[1]. » C'est uniquement de cette manière qu'il peut prendre conscience de ses comportements, dégager sa personnalité réelle et devenir à son tour responsable de lui-même et de sa conduite. Le client assumera d'autant mieux sa responsabilité que le thérapeute fera face à la sienne.

Le psychothérapeute est à l'origine de l'établissement du climat dont découle la relation thérapeutique. L'épanouissement et la croissance du client dépendent de la stabilité de cette ambiance. Il lui incombe aussi d'établir quelques limites. En effet, la psycho-thérapie n'est pas une conversation banale entre deux individus où chacun peut donner son avis sans égard pour l'autre, ou faire preuve d'agressivité par exemple. Cela induit qu'il y a certaines conventions à considérer. C'est au thérapeute que cette fonction revient, il doit mettre en place le cadre thérapeutique et le mainte-nir. Il lui appartient d'en définir clairement les bases en accord avec le client. Le thérapeute souligne la liberté d'expression dont le client dispose. Il précise son « rôle » et les limites qu'impose un respect mutuel. La liberté dont le client peut jouir ne signifie pas qu'il s'autorise à laisser libre court à toutes ses réactions. Un geste qui serait nocif pour le client comme pour le thérapeute n'est évi-demment pas envisageable.

Dans les années cinquante, la confidentialité, à laquelle le psycho-thérapeute était astreint, concernait plutôt la protection entre médecins. Pour Rogers, c'est le client qui en bénéficie et le « regard positif inconditionnel », longuement détaillé dans ce texte, en répond. Cependant, certaines situations délicates, parfois préoc-cupantes, voire dangereuses, peuvent se présenter. Il est capital d'avoir exploré les questions cruciales qu'elles soulèvent. Que peut faire le thérapeute de ce qu'il a entendu au cours des séances, des informations que lui a confiées son client, lorsqu'il pressent qu'une situation pourrait devenir préoccupante pour lui ou son entou-rage ? Cette question ravive le sujet épineux qui ouvre sans cesse le

---

1. Rogers C.R., *La relation d'aide et la psychothérapie*, ESF, Paris, 1994.

débat entre secret professionnel et responsabilité. Le thérapeute est amené à faire des choix en toute conscience. Il doit, à la fois, respecter ses obligations vis-à-vis de son client et assumer sa responsabilité en tenant compte d'un éventuel danger imminent. Dans ces circonstances, divers sujets de réflexion s'imposent ; l'évaluation de la situation, qui peut en juger ? La confiance accordée au client, jusqu'où est-elle sans risques ? Qui alerter en cas de nécessité ? Et comment ? Répondre à toutes ces questions demanderait un développement exhaustif, qui dépasserait le cadre de ce livre. Cependant, quelques éléments de réponse s'imposent. Il est impératif de prendre en considération trois dimensions inhérentes au thérapeute : éthique, confiance et responsabilité. Il s'agit d'agir en restant fidèle aux principes de confidentialité en ne révélant que ce qui est strictement nécessaire pour expliquer la situation à un tiers. Afin de ne pas trahir la confiance du client, le thérapeute lui fait part des décisions qu'il lui semble impératives de prendre et éventuellement d'en référer à un confrère. Une réflexion dans laquelle la responsabilité du client est aussi sollicitée s'engage. Que ce dernier puisse ou non l'assumer ajoute un autre questionnement. L'important est qu'il puisse au minimum l'entendre et en prendre conscience.

Quelles que soient les difficultés à affronter, le thérapeute reste centré sur la personne avec authenticité et maintient son engagement, sans faille. Il s'efforce par sa constance, avec encore plus de conviction dans les situations complexes, douloureuses ou parfois risquées, de réaffirmer la solidité de la relation et le niveau de confiance dont il ne cesse de faire preuve tout au long de la thérapie. C'est dans les grands moments de doute et de désarroi que le client a le plus besoin de la sécurité qu'il trouve dans la relation thérapeutique. Si des mesures de précaution visant à épargner le client lui-même ou des personnes potentiellement en danger sont à prendre, elles le seront. Chacun assumera sa responsabilité en connaissance de cause, dans l'espoir que ce soit en commun accord.

La responsabilité évoquée ici n'entraîne pas de sentiment de culpabilité. Pourtant, c'est un amalgame qui se produit souvent.

Une personne responsable fait au mieux dans une situation donnée. Congruente et concernée, elle agit avec désintéressement. Ni par un excès d'altruisme ni dans un but de réassurance personnelle ou pour combler un vide interne, par exemple. La responsabilité s'accorde avec la spontanéité. Elle garantit à chacun la libre expression de ses prises de position. Elle permet d'assumer une vision différente de soi, des autres et du monde. Derrière la culpabilité se cache l'idée de la faute, du doute et de la légitimité de sa pensée. Il y a deux aspects dans la culpabilité. Le premier vient des tentatives infructueuses à respecter des critères imposés de l'extérieur comme les croyances, les préjugés, les assertions, et qui sont vécues comme autant d'échecs. Le second vient du fait de ne pas parvenir à modifier un comportement inadapté bien qu'on en soit conscient, il représente une culpabilité plus personnelle. Certaines attitudes, ancrées dans la façon de vivre ses sentiments, ne sont que des réactions automatiques obsolètes qui doivent être abandonnées. Elles ont été acquises dans des situations de défense et ont provoqué une déformation de l'expérience. Seule une conscientisation permet de renoncer à certains avantages que ces distorsions procurent. C'est le prix à payer pour gagner l'autonomie qui permet d'assumer ses responsabilités. Signe que l'intégration est réelle.

Chapitre 6

Finalités et processus dans l'Approche Centrée sur la Personne

« La visée (de l'Approche Centrée sur la Personne) est de développer une capacité plutôt qu'attaquer un problème ou un symptôme particulier. Nous travaillons pour acquérir la capacité de voir, pas pour une vision particulière en elle-même[1]. »

JOHN SHLIEN

Avec l'Approche Centrée sur la Personne, la relation humaine prend une autre stature, elle se place sur une égalité et une réciprocité fondamentales. Cette approche vise « *la recherche ou plus exactement l'émergence de son être intime[2]* ».

Finalités

Cette approche a pour ambition de faciliter l'intégration personnelle du client. C'est-à-dire que l'individu soit en mesure d'accepter ses sentiments positifs comme négatifs : jalousie et bonté, tristesse et joie, haine et amour, agressivité et tolérance, etc., et qu'il soit capable de les reconnaître comme faisant partie

---

1. Shlien J., *To Lead an Honorable Life, op. cit.*
2. Rogers C.R., *Le développement de la personne, op. cit.*

intégrante de sa personnalité, indivisible. Afin que cette unification puisse se produire, un contact direct avec son « noyau profond » est indispensable. Une présence accrue à ses mouvements internes et à l'environnement aboutit à une pleine perception de son expérience. La sensation d'être totalement en synergie mène à l'acceptation du Soi, tel qu'il est, et le guide vers l'épanouissement. La liberté interne que cela suggère repose sur une harmonisation entre des sentiments apparemment contradictoires. Une liberté qui donne l'espace indispensable pour que les expériences soient vécues dans leur intégralité, et consciemment symbolisées. L'état d'ouverture que cela suppose permet à l'individu de se dégager du regard de l'autre et principalement de celui des personnes signifiantes pour lui. La tâche est ardue pour échapper au piège de la dépendance.

L'unité parfaite de la personne implique qu'il n'y ait plus de conflits internes ou qu'ils puissent être résolus assez rapidement sans susciter de perturbations. Cela suppose qu'aucune partie de soi ne soit niée ou déformée. Autrement dit, qu'il n'y ait pas de tension, si ce n'est celle nécessaire à maintenir un équilibre entre deux pôles. Des extrêmes qui procèdent de la même énergie, et qui ne se différencient que lorsqu'ils ne sont pas acceptés comme étant intrinsèquement les composants d'un même tout. Les ressentis qui semblent parfaitement opposés, voire contradictoires, doivent se réunir, s'adapter jusqu'à se fondre l'un dans l'autre. C'est l'agencement du Soi qui se modifie et non l'élimination d'un ou plusieurs de ses contenus, ou encore l'ajout d'un nouvel élément. Sans un accord interne, il y a une mauvaise adaptation à la réalité. Les distorsions, source de souffrances, qui en découlent, conduisent l'individu à se procurer des satisfactions illusoires ou des glorifications utopiques d'un faux bien-être.

Libérer le potentiel du client

Ce n'est pas évident de laisser sa vraie nature s'exprimer, car cela revient à s'exposer au jugement d'autrui. La crainte du regard de l'autre freine la sincérité. Dans la préoccupation de plaire pour être aimé, l'individu s'oblige à respecter les règles imposées de l'extérieur. Mais à force de vouloir modeler ce qu'il est possible de dire ou de faire, d'adopter des attitudes pour essayer d'être conforme au désir de l'autre, de la famille, de la société, l'individu perd toute notion de sa propre réalité et s'éloigne de plus en plus de son ressenti interne. Il se trompe lui-même et finit par ne plus se reconnaître. Dans l'espoir d'être l'« enfant souhaité », de donner ce qu'autrui « attend » de lui, ou ce qu'il croit qu'il attend, il agit en réponse à ces exigences réelles ou imaginaires et s'éloigne de son Soi profond, jusqu'à, parfois, en perdre le contact. Le « paraître » l'emporte sur l'« être ». Oser s'affirmer, afficher sa différence, non par provocation, mais parce que cela correspond à une réalité interne, est un véritable challenge. Lorsque la personne est en quelque sorte coupée d'elle-même, il lui est très difficile de mobiliser les forces nécessaires pour retrouver l'équilibre qui lui donnera suffisamment de confiance et d'énergie pour se rassembler en une totalité restaurée. Les divers « arrangements » qu'elle a consentis pour être acceptée ne sont plus supportables et font vaciller cette fausse adaptation qui la maintient divisée. Pour retrouver son unité, elle devra sortir de cette forme clivée d'elle-même qui l'empêche d'être présente à sa réalité.

Les « objectifs » de la psychothérapie sont de faire tomber les barrières qui rendent ces compromis impossibles et d'éliminer les entraves qui occultent l'expérience immédiate, et laissent la personne dans un état de grande fragilité. Peter Schmid précise : « *La psychothérapie est une réponse à l'incongruence, une réponse à un homme vulnérable et angoissé*[1]. »

Pour cela, le psychothérapeute participe à rétablir un courant permanent entre les manifestations spontanées de l'organisme et la prise de conscience de ces mouvements. Sans la séparation arbitraire entre les sensations organismiques et l'expérience réelle, les opposés sont réunis et l'unité rétablie. La personne peut s'accepter

---

1. Schmid P., « La psychothérapie centrée sur la personne : une rencontre de personne à personne », *op. cit.*

dans sa globalité. La thérapie est conçue pour faciliter le développement et l'affirmation de la personne. Elle participe à la libération des sentiments niés à la conscience.

Au fil des séances, diverses prises de conscience émergent pour la première fois, mais Rogers voit au-delà d'elles, il les considère comme une étape avant une intégration totale : « *Le développement de l'*insight *est important, et je n'ai pas l'impression que la thérapie est complète si elle n'évolue pas dans une sorte d'action positive*[1]. »

L'*insight* ou plutôt une succession d'*insights* sont autant de prémices à l'intégration. Cette dernière n'est considérée comme effective que lorsqu'elle est accompagnée d'une nouvelle compréhension des événements, une vision plus adéquate de soi, des autres et du monde. Par conséquent, elle induit un ajustement du comportement tangible et un changement notable de la personnalité.

Faciliter l'expression des émotions

L'individu n'a besoin ni de conseils ni de logique pour comprendre ses difficultés. Être soutenu dans sa recherche d'acceptation de soi pour acquérir un regard positif inconditionnel sur lui-même au lieu de l'attendre d'autrui lui donne une aisance et une confiance bien plus opérante. L'ambition de la psychothérapie est donc d'accompagner le client dans cette recherche. En inversant cette disposition erronée consistant à espérer une valorisation externe, il trouve l'assurance à l'intérieur de lui. Le thérapeute participe à la mise en lumière des pensées et des attitudes du client. La libération des émotions stimule la capacité de percevoir son ressenti interne et, ainsi, de mieux gérer ses propres conflits psychiques. Cela confirme l'hypothèse que, pour dépasser l'état de mal-être, une connaissance purement intellectuelle, même si elle est importante, n'est pas suffisante. C'est à travers l'émergence des sentiments et la verbalisation des affects que l'énergie vitale se manifeste. L'élaboration mentale vient dans un deuxième temps. Si elle s'exprime préalablement, elle

---

1. Rogers C.R. & Russell D., *The Quiet Revolutionary, op. cit.*

est souvent détournée du vrai sens du ressenti. Les émotions sont réprimées dans l'urgence de maintenir une concordance avec le « concept de Soi ». Quand l'individu est divisé, il devient confus. Pour se dégager de la confusion, le client va la regarder au plus profond de son expression. Exprimer ses émotions lui permet peu à peu de démêler les fils psychologiques qui le maintiennent dans l'inaptitude à se connaître lui-même. Comme le souligne Rogers : « *Les forces dynamiques de la personnalité relèvent bien plus des sentiments et des émotions que de l'intellect*[1]. »

C'est par une conscience immédiate que l'on peut toucher l'essence des choses, c'est-à-dire par une captation du sens qui n'a pas recours aux concepts, parce qu'elle est en amont de la discrimination intellectuelle et ne porte ni jugement ni comparaison. En s'appuyant sur des perceptions qui, à l'inverse des concepts, sont fluctuantes, le client incarne son expérience immédiate, ou, pour le formuler en termes rogériens, son *experiencing*. Miguel de la Puente en donne une définition limpide : « Experiencing : *il s'agit d'un processus de sentiments ressentis* (feelings) *qui a lieu dans le présent immédiat, qui est de nature "organismique" pré-conceptuelle, qui contient des significations implicites et auquel l'individu peut se référer pour former les concepts*[2]. »

Dans cette perspective, la personne peut déjouer le raisonnement intellectuel incorporé. Elle acquiert une appréhension plus juste de sa personnalité qui la conduit vers une libre expression d'elle-même.

Pour être libre, il faut prendre le risque de tout perdre. Perdre tout ce que nous croyons « être », tout ce que nous croyons posséder. Nous ne sommes pas assez téméraires, par peur de découvrir ce que pourrait cacher notre désordre interne. Le paradoxe est que si l'on ose être soi-même, on s'aperçoit qu'on n'a rien à perdre. Il y a quelque chose à comprendre de cette confusion. Lorsque nous en

---

1. Rogers C.R., « Some Newer Concepts of Psychotherapy », conférence donnée à l'université du Minnesota, 1940 (traduction libre de Françoise Ducroux-Biass).
2. Rogers C.R., *Un manifeste personnaliste, fondements d'une politique de la personne*, *op. cit.*

percevons le sens, elle n'est plus menaçante, car notre nature fondamentale se révèle. Et ce qui caractérise notre essence c'est son indestructibilité. Il y a en chacun de nous cette force inaltérable qui n'a ni sexe, ni âge, ni préférence, ni jugement, ni intention, mais qui est éternellement agissante sans aucune notion de bien ou de mal, et dont la seule fonction est de nous permettre d'être au monde.

Favoriser la croissance du client

Le psychothérapeute centré sur la personne apporte un soutien délicat et constant à son client afin qu'il puisse éclairer les zones d'ombre dans lesquelles s'enracinent troubles, angoisses et distorsions. Il n'a pas le projet de « faire changer » son client. Il facilite par son accompagnement attentif quelque chose qui est déjà là en puissance et qui ne demande qu'à se développer. Le thérapeute centré sur la personne n'a pas pour objectif que le client soit différent, meilleur ou autre, mais qu'il devienne lui-même. Ce qui compte dans le moment présent, c'est que la personne puisse vivre le plus paisiblement possible avec ce qu'elle connaît d'elle-même et du monde qui l'entoure, sans pression. Le client pourra ainsi, par des prises de conscience successives, perdre l'image erronée qu'il a de lui-même et s'éloigner de ce qu'il n'est pas sans que le thérapeute ait à intervenir directement.

Dans cette approche humaniste, le client n'est pas considéré comme un « malade ». Il est essentiel de le souligner. Le thérapeute s'adresse à la partie « saine » de son client. Le terme « sain », traduit de l'anglais *healthy*, ne rend pas suffisamment compte de la nuance que Rogers désire mettre en relief. *Healthy* signifie généralement le contraire de malade. L'utilisation d'une expression différente éclairerait mieux sa signification, par exemple : la partie en « bonne santé », mais là encore il y a en revers, « mauvaise santé » qui implique maladie. Sans vouloir jouer sur les mots, tout en s'efforçant de rester précis, il est important d'insister sur le fait qu'ici, le psychothérapeute s'adresse à « la partie qui fonctionne bien » chez la personne, à savoir la partie qui est restée en contact avec le Soi profond. Ce noyau intime, même dissimulé sous les couches de protection accumulées par les défenses, est toujours présent et virtuellement actif. Pour dévoiler sa vraie nature, le client va développer son intuition et affiner ses perceptions. Il considérera de plus en plus ses véritables potentiels et deviendra plus congruent. Sans cesse plus en lien avec son lieu d'évaluation interne, il pourra utiliser la conscience immédiate de ses sentiments et s'y référer pour adapter son comportement avec justesse. Il va devenir plus souple et gagner en tolérance vis-à-vis de lui-même. De ses potentiels, il distinguera les différentes facettes, celles qui sont créatives et celles qui sont destructrices. Mais il pourra appréhender ces dernières sans crainte. Il aura gagné en compréhension de lui-même, sur la vie et la mort. Comme le souligne Rogers : « *Il peut juger en conscience, ce que "être" signifie et ce que signifiera pour lui de ne "pas être"*[1]. »

C'est donc le regard que la personne pose sur les événements qui change ; sa vision des choses n'est plus la même. Les circonstances en elles-mêmes ne sont pas fondamentalement modifiées, l'entourage n'est pas transformé, les situations sont parfois toujours aussi complexes, mais la façon d'aborder les difficultés, de les considérer et de s'y adapter fait une énorme différence. La personne est en accord avec elle-même, plus responsable et donc plus efficace. Avec l'autonomie ainsi acquise, elle entretient des relations claires et spontanées avec autrui. Elle a une meilleure appréciation de ses expériences, et une intercommunication fluide et enrichissante avec l'extérieur est possible.

Vers une personne qui fonctionne pleinement

Lorsque la personne est intégrée et unifiée, elle évolue dans l'harmonie et se dirige vers un épanouissement serein. Elle est en « devenir », comme le souligne Rogers par le choix du titre de son livre *On Becoming a Person*[2], littéralement « en train de devenir »,

---

1. Rogers C.R., *Psychologie existentielle*, Épi, Paris, 1965.
2. Rogers C.R., *Le développement de la personne, op. cit.*

périphrase un peu lourde pour essayer de transcrire cette expression avec exactitude. Il n'y a pas un état d'« être accompli » à atteindre, cela ramènerait à la fixité. Rogers, en mettant l'accent sur les notions de mouvement et de processus, insiste sur ce point crucial. Il est primordial de retenir que la personne fonctionne au mieux de ses possibilités dans une situation donnée. Il n'y a pas de position immuable, mais au contraire un flux incessant et changeant auquel l'individu tente de s'ajuster perpétuellement. Plus il est conscient de son expérience et de ses mouvements internes, plus il suit son intuition, plus il s'accorde au monde. Rogers donne cette définition d'une personne unifiée : « *Une personne saine au fonctionnement harmonieux vit en relation étroite et confiante avec les processus "organismiques", non conscients aussi bien que conscients, qui se déroulent en elle*[1]. »

Lorsque la personne a restauré sa confiance dans la « tendance à l'autoactualisation », elle retrouve une action spontanée. Ses orientations de vie se mettent en place sans qu'elle n'ait à effectuer de véritables choix, mais plutôt d'une manière intuitive, en résonance à sa capacité d'adaptation. La justesse de perception interne que cela sous-tend facilite le développement positif de ses potentialités et une meilleure interaction avec l'environnement. L'état d'« inadaptation » diminue et se substitue à celui de réorganisation.

Une considération majeure chez Rogers est qu'il voit ce qui est positif chez la personne sans pour autant nier les pulsions négatives. Pour lui, le négatif qui s'exprime signifie que la personne n'est pas elle-même. Mais cela ne suppose pas qu'elle soit « de nature sauvage ». La partie animale, inconsciente, foncièrement asociale et destructive de la personne n'existe pas chez Rogers. Une personne considérée comme un « animal » peut s'entendre dans le sens où elle subit ses instincts sans conscience. Dans ce cas de figure, on pourrait dire qu'elle n'est pas complètement humaine c'est-à-dire dans le sens où elle n'est pas totalement elle-même. À ce sujet, Rogers cite Maslow : « *Il défend vigoureusement la nature*

---

1. *Ibid.*

"animale" de l'homme en faisant remarquer que les émotions sociales, l'hostilité, la jalousie, etc., sont le résultat d'une frustration d'instincts plus fondamentaux, d'amour, de sécurité et d'appartenance qui sont désirables en eux-mêmes[1]. »

Ainsi, des pulsions archaïques non différenciées peuvent se manifester sans discernement quand la personne n'est pas dans une situation qui favorise un développement positif et qui ne lui laisse pas l'opportunité de s'unifier ; de « devenir une personne », pour employer les mots de Rogers. En déduire que la personne est radicalement « mauvaise » reviendrait à contester le processus de croissance, la tendance à l'actualisation et la capacité d'individuation. Un tel négativisme évoquerait un pessimisme sujet à caution, ou pour le moins insupportable. Sans tomber dans l'excès inverse d'optimisme chimérique, il convient d'adopter une position plus réaliste qui conforte la confiance dans l'évolution positive et la réalisation de la personne au sein de l'humanité.

Il a été observé en amont qu'avec la connaissance intime que la personne acquiert d'elle-même, elle devient capable de se prendre en charge d'une manière totalement autonome et n'éprouve plus le besoin de rejeter la responsabilité de sa façon d'agir, qu'elle soit jugée négative ou positive, sur autrui. Ce qui revient à assumer en toute conscience ses prises de position, ses choix, ses actions, ses succès et ses erreurs et non pas de se résigner à subir sa vie comme une fatalité. Avec cette remarque : « *Lorsque la connaissance intérieure atteint son apogée, les actions qui s'ensuivent sont en harmonie parfaite avec cette connaissance intérieure[2]* », Rogers souligne l'accord spontané entre le Soi et le comportement, entre l'expérience intime et les exigences de l'environnement. Le choix n'est plus envisagé comme une décision déterminante, mais comme l'émergence d'une réalité plus casuelle. Il s'agit d'un ajustement entre les sollicitations externes et une motivation interne, une impulsion dénuée d'une quelconque volonté orientée vers un but défini. Désormais, la personne pourra grandir, se développer en se faisant confiance et en

---

1. *Ibid.*
2. Rogers C.R., « Some Newer Concepts of Psychotherapy », *op. cit.*

étant en lien avec ses propres valeurs. Elle se laissera guider par son processus de croissance au lieu de tenter de le contrôler et de lui imposer une direction opposée à sa nature profonde.

Pour conclure, citons cette réflexion de Rogers : « *Lorsqu'une personne fonctionne pleinement elle atteint un point crucial à partir duquel il n'y a plus de barrières ni d'inhibition qui puissent l'empêcher de faire l'expérience totale de tout ce qui est organismiquement présent. Cette personne se meut en direction de l'entièreté, de l'intégration, d'une vie unifiée. La conscience participe à cette tendance élargie et formative*[1]. »

Processus

Dans le cadre d'une psychothérapie individuelle, le chemin parcouru s'inscrit dans le mouvement global de la vie du client. Il marque le passage d'un état de confusion à un état d'ouverture. Un état qui ne correspond pas à une position figée. La fluctuation constante des événements et des situations expérimentés suit elle-même une modification permanente. L'ajustement à ce mouvement est primordial à tout individu qui participe à l'évolution humaine. Les changements que cela implique suivent un mécanisme autonome qui requiert observation, compréhension et acceptation. Une tentative de contrôle plus ou moins manipulatoire de ces adaptations serait une entrave à la liberté nécessaire à la croissance optimale de la personne. La thérapie centrée sur la personne, en respectant ce processus naturel de vie, permet la restauration des capacités du client à se réapproprier sa responsabilité et son pouvoir sur lui-même.

Comment les caractéristiques de l'Approche Centrée sur la Personne vont-elles s'articuler et démontrer leur efficacité ? Comment le thérapeute intégré va accompagner au mieux son client ? Et comment la combinaison des deux va mener à un développement de la personnalité du client qui débouche sur un présent serein et non sur des frustrations ?

---

1. Rogers C.R., *A Way of Being, op. cit.*

La demande du client

Lorsqu'on ne se connaît pas soi-même, on vit dans l'illusion. Cette ignorance participe largement à la souffrance. La personne a une représentation d'elle-même qui correspond d'une manière plus ou moins adéquate à ce qu'on attend d'elle, et elle s'efforce, avec un certain acharnement, à coller à cette image, qui la laisse parfois divisée. Malgré les efforts constants qu'elle fait pour atteindre ce but, elle n'y parvient pas. Les échecs répétés provoquent un malaise qui devient de plus en plus perturbant. Elle perd inexorablement le contact avec son Soi profond. Pour sortir de cette impasse, l'unique issue est d'accéder à la conscience de soi, et de se lancer dans une quête continue de la compréhension de soi-même et de son comportement. C'est avec cette motivation plus ou moins claire qu'une personne demande de l'aide. Elle se rend compte que « quelque chose » ne va pas. Elle ne parvient pas à « être en phase » avec elle-même ni avec les autres. Ses relations interpersonnelles sont chaotiques. Toutes les situations lui paraissent impossibles à gérer. Elle se sent seule, anxieuse et découragée. Elle subit une tension presque permanente et les conflits internes deviennent intolérables. Elle est en état d'« incongruence », signe que les valeurs intégrées dans le concept de Soi ne sont pas compatibles avec l'expérience qui se vit.

Une personne qui a intégré qu'« être bien élevée » signifie « ne jamais contrarier quelqu'un » n'ose pas dire qu'elle n'est pas d'accord avec ce qu'on lui propose. Elle se prête à ce qu'on lui demande sans respecter son ressenti. Elle est comme coupée en deux, tiraillée entre son ressenti interne et les injonctions familiales ou sociales. Ce déchirement peut être inconscient pendant une certaine période, l'intention étant d'être « conforme » à ce qu'on attend d'elle. Peu à peu l'inconfort de ce conflit devient de plus en plus difficile à supporter. Cependant, laisser cette « incongruence » accéder à la conscience est encore plus douloureux. La personne va se sentir menacée intérieurement. Pour éviter la perturbation que provoquerait un *insight*, cette sorte de flash d'une compréhension naissante, les défenses s'organisent et bloquent la prise de conscience. Elle ne peut pas prendre pleinement conscience des divers sentiments qui l'habitent, ils lui apparaissent trop en opposition. Prenons, par exemple, une femme qui ne laisserait pas arriver à sa conscience qu'elle « ne supporte pas son enfant » tant elle est convaincue que ce n'est pas acceptable. Ce ressenti est incompatible avec ce qu'une mère « doit » éprouver pour sa progéniture. En ne s'autorisant pas la cohabitation de deux sentiments contradictoires, elle néglige la possibilité d'envisager que, parfois, une situation stressante rende la demande de l'autre difficile, voire impossible à satisfaire. Et même s'il s'agit de celle d'un être cher, cela n'a pas grand-chose à voir avec l'amour qu'elle lui porte. Pour chasser l'angoisse que provoquerait un face-à-face avec un sentiment illicite, elle tente de l'ignorer.

Des attitudes de ce style, qui, souvent, se multiplient au cours de la vie, perturbent les individus et peuvent s'avérer nuisibles à leur équilibre psychique. Une personne qui subit ces expériences répétitives est sans cesse « en dehors » d'elle-même, à côté d'elle-même. Le trouble psychologique, tel qu'il est entendu dans l'Approche Centrée sur la Personne, vient du conflit qui apparaît quand l'individu n'est plus connecté à ses propres ressources internes. Son système d'évaluation ne fonctionne plus. Il ne peut pas s'accepter dans ses contradictions. Lorsqu'une prise de conscience de cet état d'« incongruence » commence à poindre et encombre la personne, elle s'oriente vers un thérapeute. Elle cherche à comprendre sa souffrance et tente de trouver des solutions.

Processus d'évolution

Au centre de la conception thérapeutique de Carl Rogers se trouve la notion capitale de « processus ». Cette notion rend compte d'un développement permanent propre à l'individu. Ce processus d'évolution peut être ralenti ou interrompu lorsque l'individu subit des chocs psychiques, soit à l'occasion d'événements de vie traumatisants, soit lorsqu'il se heurte à une difficulté d'adaptation personnelle. Le terme « processus » correspond, par définition, à une succession d'événements qui tend vers un progrès, à un cheminement qui s'oriente vers un changement. Cette trajectoire mobile indique l'existence d'un mouvement qui suit un ordre propre, indéfinissable. Ce mouvement se conjugue à d'autres dans une interférence de phénomènes divers et déjoue ainsi toute régularité dont on pourrait déduire une logique conventionnelle. Cette constatation nous conforte dans la valeur intrinsèque de l'Approche Centrée sur la Personne, c'est-à-dire dans le respect de la nature unique du client et du rythme singulier de son développement, on parle ici de « processus d'actualisation ». Au cours d'une psychothérapie, ce processus est réactivé. Les changements continus qu'il suscite prennent leur racine dans le mouvement. Le client part d'un état de fixité pour atteindre un état fluide au sein d'une dynamique évolutive constante. Dans l'atmosphère sécurisante proposée par le thérapeute, le client contacte ses ressources profondes en intégrant à son tour les trois attitudes nécessaires et suffisantes, « congruence », « regard positif inconditionnel » et « compréhension empathique », présentes chez le thérapeute. Rogers témoigne de la grande confiance qu'il place dans cette possibilité de croissance : « *[…] lorsque nous fournissons un climat qui permet aux personnes d'"être" […] nous ne nous lançons pas au hasard. Nous puisons dans une tendance qui imprègne chaque partie de la vie organique, une tendance à devenir toute la complexité dont l'organisme est capable*[1]. »

Le « processus d'actualisation » du client redynamisé passe par des étapes multiples de conscientisation dont le rythme est particulier à chacun. Il s'inscrit dans une progression irrégulière provoquée par l'alternance d'avancées, de régressions, de blocages ou de pauses. Son évolution est marquée par l'intégration des nouvelles perceptions qu'il a de lui-même et c'est un regard différent qu'il pose sur lui et le monde. Il acquiert une sensation d'« être » plus prégnante, et la qualité de ses relations avec autrui s'améliore.

---

1. Rogers C.R., *A Way of Being, op. cit.*

Accompagner le processus d'actualisation du client

Pour que le processus d'actualisation puisse se poursuivre ou redémarrer, il faut qu'une diminution de l'angoisse s'opère chez le client. Le système de défense mis en place pour contrôler l'état d'anxiété limite les prises de conscience de soi. Le niveau de l'angoisse ne peut baisser que si le client se sent à l'abri de toutes exigences, menaces ou autres pressions. Le lien relationnel que le thérapeute offre n'entraîne ni contrainte ni intimidation qui pourraient présenter un quelconque danger pour le client. Il lui appartient de s'en saisir ou pas et d'utiliser l'attention et l'espace qui lui sont accordés. Quoi qu'il en soit, dans les premiers entretiens le moment où le contact va s'établir se profile lorsque le client peu à peu se détend.

Au début de la thérapie, il y a, chez lui, une grande attente mêlée de curiosité. Le soulagement qui a suivi la démarche de venir chercher de l'aide est vite remplacé par une certaine tension. Une période plus ou moins longue d'observation commence. C'est une phase particulière où la confiance est mise à l'épreuve. Le client est parfois un peu déconcerté par la présence, à la fois soutenue et silencieuse, du thérapeute. Cela ne veut pas dire que le thérapeute n'est pas actif et ne parle pas du tout, au contraire. Il s'exprime naturellement et un dialogue s'instaure. D'emblée, il s'investit dans la relation. Mais la place qu'il donne à l'écoute prime sur tout discours. Le client va faire l'expérience d'une écoute empathique à la fois attentive et assidue. Au fur et à mesure des séances, il découvre que quelqu'un est là pour lui et pour lui seul. Il comprend qu'il peut disposer du temps comme il le souhaite, que c'est lui qui oriente le processus. Comme il ne ressent aucune pression, il peut laisser sa pensée s'exprimer sans appréhension. « *Suivre le processus est une façon de respecter l'ordre des choses*[1]. » Cette citation de Murakami résume parfaitement ce déroulement naturel.

Le client qui décide de suivre une thérapie vient pour trouver des solutions, des conseils, pour régler ses problèmes et soulager sa souffrance. Souvent, il cherche une aide assez directe, une sorte de

---

1. Murakami H., *Kafka sur le rivage*, 10/18, Paris, 2008.

prise en charge. Bien que le thérapeute centré sur la personne explique sa méthode sans ambiguïté, il est tout à fait compréhensible que le client n'en mesure pas tout de suite les implications. Pour lui, l'urgence est de calmer sa douleur psychique, ce qui est parfaitement légitime. Il espère que le thérapeute va rapidement faire quelque chose de concret pour lui. La plupart du temps, il vient en « consultation », comme il se rend chez le médecin. Il arrive pour voir un expert qui va lui dire de quoi il souffre et ce qu'il doit faire pour aller mieux, pour « guérir ». Ce sont les mots qui sont prononcés : « C'est grave, docteur ? »

Et cela, même quand le client sait que le thérapeute n'est pas médecin. On peut imaginer que cette question est éventuellement posée sur le ton de la plaisanterie, mais cela dissimule mal le désarroi qu'elle sous-tend. D'autres paroles témoignent aussi de son inquiétude : « Vous croyez que je suis dépressif ? » Ou encore : « Je sais, je suis paranoïaque. »

Les termes psychiatriques sont très médiatisés et vulgarisés de nos jours. Ils sont utilisés dans le langage quotidien en ayant perdu une grande partie de leur signification. La mauvaise utilisation des terminologies médicales participe à épaissir la confusion sur les troubles mentaux et effraie inutilement les gens. Les personnes qui viennent rencontrer un thérapeute sont inquiètes sur leur état de santé psychique. Elles ont besoin d'être tranquillisées. Mais elles ne peuvent être apaisées que si on leur laisse la possibilité de comprendre par elles-mêmes. Si mettre un nom sur un profond malaise ou sur un trouble peut rassurer, cela a aussi pour effet de stigmatiser le client et parfois cela peut augmenter son angoisse. Il n'entre pas dans les attributions du psychothérapeute centré sur la personne de se prononcer sur un état pathologique ou non, sauf s'il est médecin ou psychiatre et que c'est à ce dernier que le client s'adresse. Le thérapeute ne fait pas de diagnostic. D'une part, ce n'est pas son métier et, d'autre part, il se refuse à mettre une étiquette qui réduit son client à une maladie. Certaines personnes préfèrent mettre un nom à leur souffrance, pour mieux combattre l'« ennemi » ainsi dévoilé, disent-elles. Pourtant, il ne s'agit pas de mener une « guerre » contre quoi que ce soit. Il ne s'agit pas de lutter pour réprimer ses réactions, ni maîtriser ses pulsions, ni s'obliger à changer de conduite, ni se forcer à penser d'une autre façon, plus adéquate aux exigences de l'opinion générale. Il arrive, parfois, que certains clients, parmi ceux qui peuvent mettre un nom sur leur trouble, en soient soulagés et le thérapeute, bien entendu, respecte ce choix.

Dans la psychothérapie centrée sur la personne, ce qui se met en place est plus subtil et beaucoup plus efficace. Si un client qui a fait l'objet d'un diagnostic annonce qu'il est atteint de telle ou telle maladie psychique, le thérapeute reçoit cette information comme une autre, cela fait partie du monde de son client, il ne peut l'ignorer. Le thérapeute pourrait être tenté de rassurer, non pas en posant des termes qualificatifs sur les comportements, troubles ou attitudes, mais en étant encourageant, par exemple, en expliquant, ou encore en minimisant les faits. Ce n'est, bien évidemment, pas ainsi qu'il va agir, parce qu'il sait que cela n'aurait qu'un effet provisoire et le plus souvent négatif. Puisqu'il est convaincu que le client a besoin de trouver ses propres réponses, il va l'accompagner dans ses ressentis en lien avec cette information. Il sait que les solutions viennent de l'intérieur, d'une perception de ce qui est juste pour soi, et qui est très différente pour chacun.

Les clients qui arrivent en thérapie ont un concept du Soi faible. Ils sont peu en contact avec leurs propres ressources. Pratiquement coupés de leur « Soi organismique », ils ne perçoivent plus les informations internes pourtant plus fiables que celles qui viennent du mental, et qui sont, la plupart du temps, déformées. Ils ont perdu la confiance en la sagesse du corps qui instinctivement sait ce qui est bon pour lui. Ils ont perdu cette assurance dans l'écoute de leurs besoins organismiques parce que le besoin d'amour et de reconnaissance est incommensurable pour une quiétude psychologique. La source d'appréciation reste donc externe. Parce qu'il a « externalisé » sa source de références et a perdu le contact avec son propre système d'évaluation, l'individu éprouve un profond sentiment d'insécurité psychique, il se sent facilement menacé dans son intégrité, ce qui le rend rigide et confus. Ce qu'il croit savoir de lui est souvent très éloigné de la réalité de son vécu. Plus l'individu s'accroche à une fausse image de son être, plus la douleur s'accroît. La souffrance vient de l'oscillation entre le désir de savoir et la peur d'affronter ce qu'on risque de découvrir. Sur un même modèle d'opposition, les sentiments et les émotions antagonistes se développent, s'installent et font place à la violence. Dans un témoignage poignant, un adolescent qui battait ses parents disait : « Au début un sentiment négatif se construit, peu à peu, il vous ronge de l'intérieur. Il y a de la haine et de l'amour. »

Ainsi, de la haine prend forme, mais elle cohabite avec de l'amour. Ces deux sentiments s'affrontent et provoquent de la souffrance. L'intolérance de cette cohabitation explosive renforce les sentiments négatifs qui l'emportent sur les sentiments positifs, et déclenche de la violence. Le thérapeute a pour fonction de suivre son client dans le tri de ses contradictions pour qu'il puisse les envisager autrement que conflictuelles.

C'est pourquoi Rogers insiste tellement sur l'expérience immédiate et la présence aux ressentis. Le travail en psychothérapie est de reconstruire une image de soi en adéquation avec ses propres besoins. La restitution d'une cohérence interne conduit à la découverte de ses valeurs essentielles et à l'affirmation de sa personnalité. Les personnes qui ont perdu leur pouvoir de décision parce qu'elles oscillent sans cesse entre les attentes des autres et leurs propres désirs, par peur de ne pas être reconnues et appréciées, vont se réconcilier avec l'estime d'elles-mêmes. Cette nouvelle compréhension de son monde intérieur contribue à restaurer la globalité du client. Son « processus d'actualisation » ainsi réactivé le conduit vers un état d'adaptation et de réceptivité. L'individu ne peut pas être ouvert au monde s'il est divisé.

La conscientisation ne peut se faire que lorsque le client se sent en totale sécurité intérieurement pour affronter ses tourments. Il lui faudra un certain temps pour qu'il soit suffisamment en confiance et commence à s'exprimer avec plus de liberté. Chez certains clients, le mutisme embarrassant, présent dans les premières séances, fait parfois place à un flot de paroles comme s'ils ne pouvaient plus s'arrêter de parler. Ils prennent la mesure de ce qu'implique vraiment être écoutés, profondément, avec le même accueil quels que soient les sentiments exprimés. Être écouté sans être interrompu, sans être jugé est précieux pour le client. C'est souvent une expérience qu'il fait pour la première fois. Le discours intérieur, maintes fois revisité, ne s'adresse à personne en particulier, et il n'est pas suffisant pour élaborer une introspection, aussi pertinente soit-elle. La pensée ne peut se développer que si elle se dirige vers une destination précise, un auditeur disponible qui en sera le dépositaire. Lorsque cela est possible, l'effet produit est considérable. Il n'est pas rare d'entendre un client dire : « Je n'ai jamais dit ça à personne. J'avais trop honte. Ici, je peux tout dire, je sais que vous ne me jugez pas. » Une telle réalisation lui fait adopter une voie nouvelle dans la manière d'aborder sa souffrance. Il fait plus facilement des liens entre ses sentiments réels et ses valeurs introjectées. Il prend alors conscience de l'importance de sa participation dans la compréhension de son « incongruence » et sa confiance dans ses capacités d'adaptation grandit. Tout au long de ce processus, le client va se reconnecter à son « noyau organismique », ce lieu d'évaluation interne duquel il s'était éloigné. Très jeune, l'enfant poussé par son besoin d'approbation se détourne de ses valeurs intrinsèques pour obtenir un regard reconnaissant des personnes qui l'élèvent, qui représentent une potentielle source d'affection. Pour y parvenir, il a recours à toutes sortes de stratégies qui peu à peu vont le couper de sa sagesse fondamentale.

En soutenant ces prises de conscience de soi chez son client, le thérapeute le conduit à restaurer une juste appréciation de lui-même et à s'approprier ses propres valeurs. Le thérapeute ne veut pas pour l'autre, il ne lui demande rien. Il ne cherche pas à ce que son client soit différent de ce qu'il est. Comment les attentes du thérapeute seraient-elles perçues par le client si c'était le cas ? Probablement comme des objectifs inatteignables. Cela réactiverait d'anciens traumatismes. L'effet en serait nuisible et contraire à ce que propose l'Approche. Le client renforcerait la mauvaise estime de soi et son incapacité à comprendre ses difficultés s'accentuerait.

L'art du thérapeute va consister à marcher pas à pas à côté de son client. Il va s'efforcer d'être le plus exactement possible là où ce dernier se trouve. Avec une infinie patience, sans exercer aucune contrainte, il va explorer avec lui ses zones d'ombre à tâtons, par petites touches. Les sentiments profondément enfouis, les sensations réprimées, les émotions suspendues, les protestations muselées, tout ce qui n'a pas trouvé jusqu'ici la possibilité de se dire, de se vivre, va resurgir et sera expérimenté à nouveau. Le client va gagner en confiance et peu à peu s'enhardir à regarder plus profondément en lui-même. Ce n'est pas un chemin qui s'emprunte sans appréhension. Il faut beaucoup de résolution pour s'y engager, pour affronter ses craintes et ses angoisses, pour oser regarder en soi l'inconnu qui fait peur et paralyse.

Les moments de changement

La capacité d'être pleinement soi, libre et autonome, suppose que toutes les expériences soient accessibles à la conscience, dans leur intégralité, qu'elles ne soient ni déformées ni partiellement tronquées. C'est cette unité que la psychothérapie propose de rétablir. Ni l'intellect ni la logique ne sont suffisants pour accéder à une compréhension de soi et du monde. Pour atteindre cet objectif, deux démarches se conjuguent. Il faut allier le discernement mental, forcément subjectif, à l'expérience dans sa dimension phénoménologique. Les expériences qui subissent une distorsion et sont intégrées dans le concept de Soi donnent des représentations erronées du vécu de l'organisme dans sa totalité. Si les défenses qui s'érigent pour assurer l'équilibre psychique assurent la préservation de l'organisme contre un conflit insoutenable, elles réduisent par conséquent la marche de l'actualisation de l'individu. Elles atténuent ou dissimulent les expériences subjectives et cloisonnent l'individu. Elles mettent un frein, voire un empêchement, à l'autoévaluation. La prise de conscience de l'existence des défenses va permettre de libérer un moment de changement. Le compromis nécessaire, entre les exigences de la situation et les besoins organismiques, devient alors réalisable.

Les moments de changement surgissent à un moment crucial dans la relation thérapeutique, instant privilégié qui place la connexion empathique entre le thérapeute et son client à son point absolu. Ce sont d'indicibles mouvements internes qui laissent supposer l'appréhension d'une prise de conscience organique en deçà d'une élaboration mentale. La réalisation jaillit spontanément, sans réflexion préalable. À ce stade, un changement a déjà lieu, annonçant de nouvelles résolutions. Tout se passe comme si un éprouvé sensoriel se diluait dans l'organisme au cours de l'*experiencing*. Une véritable libération d'un flux énergétique sort de son enclave et franchit toute limite en provoquant une infinie détente.

Dans un premier temps, la conscience de cet intense ressenti organique émerge. Une sensation diffuse de quelque chose d'indéfinissable se dégage, sans qu'on puisse encore la nommer. C'est une perception unique et nouvelle qui donne une impression de complétude. Dans un second temps, un sens plus symbolique va s'élaborer au niveau cognitif et l'expérience sera pleinement acceptée. Rogers parle d'une « expérience totalisante ». Ces deux événements sont si proches qu'il est souvent difficile de les identifier séparément.

C'est au moment où une prise de conscience cohabite avec l'*experiencing* en parfaite synchronicité qu'un changement définitif se produit chez le client. La justesse de ce ressenti global résonne à l'unisson du corps et de l'intellect. C'est une perception directe de l'intégration de la totalité d'une expérience, point d'orgue d'une assimilation globale et signifiante d'une situation nouvellement vécue, à un instant donné. La compréhension d'une expérience antérieure, maintes fois revisitée, qui n'avait jamais été complètement acceptée, se réalise alors. Jusqu'ici des blocages l'avaient retenue hors du champ de la conscience. Cette compréhension inédite produit une sensation d'unité, de concorde profonde, qui s'accompagne d'un relâchement physique chez le client. Souvent, les mots manquent, ou plutôt sont inutiles. Un temps d'accueil silencieux s'impose comme pour bien prendre la mesure de l'importance de l'événement et savourer l'émergence de la sérénité qu'il procure. Momentanément, la jubilation se passe de commentaires.

Cet état d'accord parfait est l'aboutissement d'un parcours jalonné d'*insights* surgis tout au long du travail thérapeutique.

Ces divers mouvements qui se succèdent à une fréquence plus ou moins rapprochée constituent un véritable processus de changement. Les expériences qui n'ont pas pu préalablement être symbolisées, une fois amenées à la conscience, sont intégrées dans le « concept de Soi » qui forme, ainsi, un tout cohérent. La nouvelle perception que le client a de lui-même rend possibles de nouveaux ajustements de ses conduites. Il commence à s'accepter avec ses caractéristiques spécifiques. Ses sentiments ne sont plus ambivalents. Par exemple, il ne dit plus : « Je suis en colère, mais je ne devrais pas. » Il est la colère quand elle est là. Ce qui se traduit par : « Je suis en colère et cette colère fait en ce moment partie de moi. » Il y a désormais acceptation de l'expérience. Ce n'est pas le contenu du discours qui signale qu'un changement de personnalité est en marche, mais la manière différente de s'exprimer. Les modifications physiologiques concomitantes constatées lors des moments de changement laissent envisager des modifications durables. Les prises de conscience qui s'inscrivent vraiment dans la profondeur de l'être harmonisent définitivement la personne qui ne peut plus perdre cette résonance interne en lien étroit avec le « Soi organismique ». On parle alors d'« intégration ». C'est une expérience viscérale consciente qui confère une expansion, une sensation de profonde relaxation interne liée à une symbolisation. Une forte émotion corporelle, tels des tremblements, des larmes, des rires, accompagne souvent cette fusion instantanée entre réalité physique et représentation mentale.

Processus thérapeutique

Écoute de soi, prises de conscience et moments de changement constituent le moteur qui permet l'actualisation de soi. Ce mécanisme, qu'on observe au cours d'une psychothérapie, s'appelle le « processus thérapeutique ». Rogers en donne la définition suivante : « *Le processus thérapeutique permet à la personne de ressentir pleinement et en toute conscience, toutes ses réactions au sujet de ses sentiments et de ses émotions*[1] ». Ce processus se décline sur plusieurs stades. Rogers en a décrit sept. Détailler d'une manière exhaustive ces différents stades demanderait une longue élaboration sans présenter un intérêt significatif dans le cadre de cet ouvrage. En restant dans les grandes lignes, il apparaît que chaque étape est révélatrice d'une conscience de soi plus accrue. La compréhension de soi qui en résulte est liée à une meilleure acceptation de soi-même et des autres.

Au degré le plus élevé du processus, la personne fonctionne pleinement. Elle est en harmonie avec ses ressentis et son adaptation aux situations est plus souple et plus pertinente. Dans les degrés les plus faibles du processus, le client se trouve dans un état d'« incongruence » important. Il est en permanence sur la défensive, se protégeant d'éventuelles intrusions ou d'agressions à son intégrité. Dans l'impossibilité de symboliser ses expériences dans leur réalité, il n'est pas libre de vivre sereinement. Elles sont la source d'angoisses profondes et génèrent une crainte paralysante. Puisqu'il a peur de ses sentiments négatifs autant que de ses sentiments positifs, il les rejette à l'extérieur. Toute responsabilité se reporte sur autrui, alors que, parallèlement, une attente démesurée de recevoir de l'amour l'immobilise. Le client parle de lui comme d'une autre personne, dans une sorte de dédoublement. Il n'est pas en contact avec ses ressentis. Sa perception de lui-même est très faible. Il est rigide et fermé à toute élaboration. Parce qu'il a perdu toute subjectivité, il est devenu dépendant du désir et des décisions de l'autre. Il craint le jugement extérieur et ne parvient pas à se libérer du regard conditionnel qui pèse sur lui. Avec l'acceptation inconditionnelle du thérapeute, un processus inverse se produit. Le client retrouve peu à peu ses propres repères. Au fur et à mesure des prises de conscience, il va contacter sa véritable nature et parvenir à des degrés de compréhension de soi de plus en plus avancés.

Cependant, ces stades ne sont ni fixes ni définitivement atteints. La réalité est bien autre. Le processus se déroule sur un continuum et chaque étape, une fois franchie, n'exclut pas un retour à un

© Groupe Eyrolles

---

1. Rogers C.R., *Le développement de la personne, op. cit.*

niveau inférieur. La personne n'évolue pas toujours sur le même plan de connaissance, ni de perception. Sa conscience d'elle-même et des événements change selon les circonstances et le rythme de ses adaptations. Son état de compréhension peut varier d'un stade trois à cinq, par exemple, selon les situations. Elle peut faire des incursions à un niveau plus élevé, suivant les domaines d'exploration psychique du moment. Ou encore effectuer un retrait à un niveau inférieur si un choc renforce ses défenses. Ce processus thérapeutique évolue dans un mouvement fluide dans lequel la fixité ne trouve pas sa place. Il ne suit pas un rythme linéaire, son cycle et son trajet ont un sens, une raison d'être, dont la signification peut surprendre le thérapeute ou, parfois, lui échapper. Cela ne l'empêchera pas de respecter sa cadence et lui faire confiance. Il est inutile d'essayer d'en accélérer la progression. Le psychothérapeute centré sur la personne sait que toute pression serait plus nocive qu'efficace. Chaque client trouve sa propre voie d'accès à l'autonomie dans une forme et à une vitesse qui sont inhérentes à sa personnalité. S'il n'est pas prêt, le « pousser » à prendre conscience, si tant est que cela soit possible, revient à lui faire prendre le risque de se décourager, de se protéger davantage. Le thérapeute suit les déambulations psychiques de son client sans le précipiter ni le limiter dans sa recherche. Il est le garant de la bonne marche du processus thérapeutique par la qualité du soutien qu'il met à la disposition de son client. Bien qu'il soit conscient que tout ne dépend pas de lui, il fait face à la responsabilité qui lui incombe dans cette rencontre.

Chacun des sept stades du processus thérapeutique reflète, chez le client, une perception plus ou moins affinée de ses sentiments et de l'environnement, et d'une conscience de soi dont la lucidité varie de presque inexistante à très élaborée. Ils donnent des points de repère à une compréhension des difficultés du client et permettent une sorte d'« évaluation » de l'importance des distorsions dont il souffre. Ces stades permettent de vérifier les rigidités et les changements de la personnalité. Ils donnent des indices de l'évolution et des inhibitions à l'œuvre, dans les efforts d'adaptation psychique, fournis par le client. Ils signalent différents degrés d'appréhension de la réalité du client et ne déterminent en aucun cas un diagnostic psychopathologique. Quels que soient le point de départ et la constitution de chacun, l'essentiel est que tout individu puisse trouver un équilibre en fonction de sa nature et de ses possibilités, en tenant compte de sa situation personnelle et environnementale, et non en référence à un modèle général applicable à tous.

Le passage d'un niveau du processus thérapeutique à l'autre peut, dans une certaine mesure, être assimilé à tout parcours individuel qui mène à la maturité. Le même chemin qu'une personne qui se développe sans trop de difficultés peut suivre sans avoir besoin d'aide. Elle voit les différentes périodes de sa vie s'inclurent dans une globalité pour former sa personnalité, sans qu'aucune étape ne s'efface au profit de l'autre. Rien ne se perd, tout se transforme en une nouvelle *gestalt* harmonisée. Chaque élément qui la constitue est susceptible de servir de point de référence dans un moment de défaillance. De la même manière, les stades du processus thérapeutique se fondent dans une intégration représentative du niveau d'évolution de l'individu, à un moment donné, en un tout dont la mobilité interne permet un ajustement permanent en réponse aux exigences intimes et aux événements de vie. Le client peut puiser l'énergie nécessaire dans les ressources disponibles, à un niveau ou à un autre, pour assurer sa stabilité et poursuivre sa croissance.

Les étapes du processus thérapeutique se franchissent en s'intégrant les unes aux autres et la personnalité du client prend sa forme réelle. Les expressions telles que : « je ne tourne pas rond », « je marche à côté de mes pompes », « je ne comprends pas comment j'ai pu faire ça, je ne savais pas que j'étais capable d'être sincère, je n'avais pas vu à quel point je lui en voulais, comment ai-je pu être aussi aveugle », etc., donnent des indications des prises de conscience de son état d'« incongruence ». Ces *insights* ouvrent une piste à une meilleure perception des sentiments profonds. Ils sont les prémices à une compréhension psychologique plus fine, à un lien entre le Soi et la réalité qui se tisse. L'*insight* est l'appréhension authentique d'une nouvelle signification qui prend sa source au niveau viscéral, et de fait, ne génère pas de défenses. Dans un processus discontinu, une succession de réitération de l'*insight* mène à une prise de conscience plus globale. La relation partielle ou erronée qui existait entre certaines expériences s'éclaircit. L'association de deux événements prend un sens, qui jusque-là était inaccessible. À titre d'exemple, un client va faire un lien entre la lassitude d'une situation insatisfaisante et une irritabilité constante et incontrôlable. Ce rapprochement lui permet de comprendre la raison de son agacement. Le client va se dégager de ses peurs et les défenses vont devenir inutiles. Il va assumer ses contradictions et accepter ses sentiments, même les moins avouables. Il va accueillir ce qui avant était inacceptable avec un nouveau regard. Il peut désormais faire confiance à son organisme et adapter son comportement aux circonstances. Il comprend qu'un événement n'a aucune qualité en lui-même et que sa signification vient de la façon dont il le ressent. Avec une nouvelle assurance, il se libère des jugements externes. Il se réapproprie sa propre parole et ses décisions sont en adéquation avec ses valeurs. En contactant sa spontanéité, il s'approche de son véritable Soi et se dirige vers un état d'ouverture et d'épanouissement.

Chapitre 7

La pratique

« Le sentiment de profonde solitude individuelle qui est le lot de tant de vies humaines ne peut être diminué que si l'individu prend le risque d'être davantage lui-même face aux autres[1]. »

CARL ROGERS

La relation thérapeutique telle qu'elle est conçue dans l'Approche Centrée sur la Personne se propose d'accompagner la personne à dégager ses propres valeurs tout en restant en lien avec l'extérieur. Il s'agit de restaurer, d'une part, un dialogue interne harmonieux, et d'autre part, une relation égalitaire avec l'autre.

Une des difficultés de communication peut provenir d'une distorsion de la perception des paroles, des remarques, des demandes, des désirs de l'autre qui sont souvent interprétés suivant le modèle utilisé par celui qui reçoit ces informations. Chacun s'exprime sur un registre différent et les échanges sont parfois ardus et fréquemment complexes. Dans un réflexe de protection, l'individu cherche à se préserver d'éventuelles agressions, quelquefois imaginaires. Il dispose d'un bataillon de défenses prêt à l'emploi, qui entre en action au quart de tour, impulsivement, pour parer les éventuelles attaques ou ce qu'il considère comme tel. L'être humain est pétri

---

1. Rogers C.R, « Carl Rogers par lui-même », *Le journal des psychologues*, n° 137, mai 1996.

de ces sortes d'automatismes qui fusent à la moindre alerte. Cette hyperprotection n'apporte pourtant pas l'assurance d'éviter les blessures et la souffrance. Ce comportement répétitif pousse l'individu à se renfermer et la difficulté de partager ses pensées profondes, ses émotions, son point de vue, s'accroît.

Le psychothérapeute soutient son client dans l'exploration de son être en profondeur, il l'aide à retrouver un contact intime avec lui-même ; un voyage commun vers l'acceptation de soi et de l'autre. La personne a une conscience de soi naturelle. Lorsqu'elle est en harmonie, elle se vit en tant qu'être distinct, elle a une perception de son unité et de sa singularité. Lorsqu'elle n'est plus en pleine possession de ses moyens, sa lucidité se ternit et les troubles apparaissent. Le thérapeute est souvent confronté à ces oscillations chaotiques entre stabilité et désorganisation. Il les accompagne avec constance et chaleur. Il sait pertinemment que le rétablissement de l'équilibre interne du client se fait par des prises de conscience et que ces dernières ne peuvent être réelles et dynamiques que si elles surgissent naturellement. C'est-à-dire si elles ne sont pas provoquées par une explication externe ni influencées par l'expérience personnelle du thérapeute. La spontanéité se manifeste quand les émotions circulent dans une totale liberté. C'est la « tâche » du thérapeute de favoriser cette expression dégagée d'emprise. Un véritable « travail d'orfèvre » qu'il va devoir accomplir en étroite association avec son client pour qu'il puisse vivre ses émotions et ne plus les subir. Alors un réel changement peut avoir lieu. Dans son livre *Comprendre Rogers*, Brian Thorne cite Van Belle[1] : « *La thérapie est une activité de coopération qui ne réussit que grâce à la collaboration du client et du psychothérapeute*[2]. »

La participation active du client dans son travail thérapeutique révèle l'association entre client et psychothérapeute. Leur lien est le nœud de la relation thérapeutique.

---

1. Van Belle H., *Basic Intent and therapeutic Approch of Carl Rogers*, Wedge Publishing Foundation, 1980.
2. Thorne B., *Comprendre Rogers, op. cit.*

La conscience de soi nécessite une présence, qui se situe sur trois plans : corporel, émotionnel et mental, et ce, dans une appréhension simultanée et un espace-temps donné. Autrement dit ce qui se passe « ici et maintenant ». La signification pertinente de l'expérience immédiate est capitale. En mettant ses propres références de côté, le psychothérapeute se place dans l'optique de son client et tente de s'immerger dans son monde pour en comprendre l'expérience subjective. Brian Thorne nous y incite en soulignant : « *Ce qui compte c'est la façon dont un individu donné perçoit la réalité*[1]. »

Dans cette perspective existentielle, le psychothérapeute ne sollicite pas une réflexion sur la recherche de l'origine d'un trouble psychologique en fouillant dans les souvenirs pour en traquer la cause. Il s'intéresse au présent. Au moment où des réminiscences se manifestent, le passé surgit dans l'instantané de la séance, il perd sa notion de temporalité. D'une certaine manière, tout se passe maintenant. Il est donc vain de chercher à se remémorer les résidus de traces enfouies. L'historique en lui-même n'est pas d'un grand secours. Rogers précise : « *Personne ne peut retrouver les causes du comportement. Tout ce que nous pouvons retracer ce sont des perceptions d'événements antérieurs – pas les événements eux-mêmes*[2]. »

Ce n'est pas un manque de connaissances des faits passés qui est responsable des troubles, mais un mécanisme de distorsion dans l'évaluation du ressenti au cours de l'expérience, dans sa perception même. Une confusion s'est établie entre une valorisation interne et une valorisation incorporée. Entre ces deux positions se situe l'« incongruence » qui bloque l'évolution. Le même phénomène se produit dans les cas d'événements traumatiques dont les conséquences n'ont pas été suffisamment prises en compte. Elles reviennent inévitablement à la surface. Pour Rogers : « *Les schémas caractéristiques de l'individu, qui sont suffisamment enracinés pour avoir une réelle influence sur sa vie, ceux qui demandent à être pris en*

---

1. *Ibid.*
2. Rogers C.R. & Russell D., *The Quiet Revolutionary, op. cit.*

considération apparaissent dans le présent, dans l'heure thérapeutique autant qu'à travers l'histoire antérieure[1]. »

Les émotions qui n'ont pas été manifestées sont souvent essentielles. Le thérapeute accompagne son client vers une nouvelle perception de ses sentiments non pas en l'entraînant dans une introspection de sa biographie, mais en favorisant un développement dynamique de compréhension au cœur du processus expérientiel. Cette dialectique est primordiale. Le client identifie son inadaptation psychologique en découvrant son « incongruence ». Il devient le meilleur acteur pour relancer son processus d'actualisation. Grâce aux prises de conscience successives, la modification du concept de Soi s'amorce. Le pourquoi s'efface au profit du comment.

Soutenir les prises de conscience

Capter au plus près la perception de la personne sollicite toute l'attention du psychothérapeute. Suivre le client pas à pas signifie accueillir les sentiments qui sont présents dans l'instant sans vouloir en « faire » quelque chose. Il est vain et même parfois préjudiciable d'expliquer, de rationaliser, d'avoir recours à la logique ou aux interprétations. Ces façons d'intervenir sont à éviter. Ainsi, une personne peut faire une association entre courage et prise de risque, ce qui peut entraîner des conséquences graves. La prise de risque prend alors une valeur positive, malgré sa dangerosité. Le thérapeute peut, d'une manière subtile, refléter cette ambiguïté. Mais s'il essaie de « raisonner » sa cliente en lui faisant remarquer qu'elle va mettre sa vie en danger, il s'expose à passer à côté d'un indice important pour comprendre le monde interne de cette cliente. Elle peut se sentir incomprise et se fermer.

Un thérapeute qui fait la remarque suivante : « Vous avez raison, je ne crois pas que cela soit une bonne idée », s'engage dans un dialogue au détriment d'une écoute subtile. Cette simple phrase, qui

---

1. Rogers C.R., « Some Newer Concepts of Psychotherapy », *op. cit.*

semble anodine, n'est pourtant pas toujours pertinente, même si elle va dans le sens des propos du client. Ce dernier peut rechercher l'approbation de son psychothérapeute pour éviter d'affronter son véritable choix. Ainsi, il se sent conforté et ne cherchera pas à valider son sentiment, qu'intuitivement, il ne sent pas juste. Son « processus d'actualisation » peut alors stagner.

Les interprétations sont également fortement déconseillées même si elles séduisent souvent le client. Les interventions hasardeuses, qui s'appuient forcément sur les valeurs du thérapeute, ont toutes les chances d'être erronées. Au mieux, elles sont trop précoces et freinent l'élaboration personnelle du client en retardant son aptitude à entrer intimement en contact avec ce qu'il tente d'explorer. Il se laisse convaincre, un peu par facilité, un peu par soulagement, mais surtout parce qu'il croit que son thérapeute sait mieux que lui. Très souvent, le client a plus tard la sensation confuse de ne pas avoir été entendu et il ne se sent pas compris. Cela peut être tentant pour un thérapeute encore peu expérimenté de dire ce qu'il croit avoir compris, mais c'est si peu utile pour le client. Cela peut même, dans certaines situations, devenir menaçant et mettre en péril la thérapie.

Donner son avis ou interpréter revient à ne pas reconnaître au client la légitimité de ce qu'il expérimente. Il est plus bénéfique de le suivre dans son exploration, même dans sa confusion, sans essayer de le ramener à une réalité objective, qui de toute façon, à ce moment-là, n'a aucun sens pour lui. Ce n'est pas toujours évident, car l'impulsion d'« aider » est très forte et nécessite, parfois, un exercice de grande maîtrise pour se retenir de donner une opinion ou un conseil. Contrairement à ce qui est généralement admis, penser pour l'autre n'est pas du tout aidant.

Cependant, rester centré sur le client conduit parfois le thérapeute à engager le client à spécifier sa pensée afin qu'il ne reste pas dans l'exposition de propos trop stéréotypés ou de remarques communes. Sans être directif, il est possible d'inviter le client à plus de précision, en sollicitant davantage de détails sur ce que ce dernier décrit d'une manière générale si aucune implication propre ne semble y être reliée. En cherchant à se rapprocher de ses sentiments personnels, le client devient plus concret et plus spécifique. L'utilisation des clichés peut être une forme très allusive de parler de soi. Le thérapeute perspicace repère ces tentatives timides et accompagne subtilement le client à sortir des généralités pour explorer son expérience personnelle. Ses interventions se feront, alors, sous forme de suppositions ou encore d'hypothèses.

Refléter, reformuler, vérifier, clarifier

Par un effet miroir, le thérapeute renvoie au client sa propre image. Il lui reflète ses propos, ses sentiments, ses attitudes, d'une manière « neutre » sans y inclure un quelconque avis. Neutre ne veut pas dire distant, mais sans intention afin de lui laisser l'entière possibilité de contacter sa propre perception de lui-même. Les prises de position du thérapeute sont autant d'apports d'éléments extérieurs au propre système de références du client. Si ce dernier les adopte, il lui sera difficile de recontacter son centre d'évaluation interne. Le thérapeute peut se limiter à acquiescer par des formules très courtes, de simples mots, ou un mouvement de tête. Pour Rogers, « *La réponse du thérapeute résume brièvement et plus clairement les attitudes sous-jacentes que le client a exprimées. De telles reconnaissances et clarifications des sentiments libèrent le client de tout besoin de défenses, puisqu'il ne ressent aucune attaque personnelle, son expression devient plus libre, des attitudes plus profondes émergent et des* insigths *se développent*[1]. »

Présence délicate, soutien subtil

Lorsque le client commence à laisser émerger des ressentis jusque-là non acceptés à la conscience, le thérapeute n'a pas besoin de faire d'intervention très marquée, ni de solliciter une exploration plus profonde. Dans l'exemple suivant, le thérapeute accompagne

---

1. Rogers C.R., « The development of insight in a counseling relationship », conférence donnée à Cleveland, Ohio, USA, 1944 (traduction libre de Geneviève Odier).

© Groupe Eyrolles

le client avec une présence et une écoute particulièrement attentive qui ne laisse échapper que quelques paroles :

▶ ─────────

C. : Ce jour-là, j'étais très en colère contre lui (*son fils*), j'avais envie de le frapper…

Th. : Hum… hum…

C. : C'est terrible… vous savez…

Th. : Oui… Cela vous apparaît terrifiant…

C. : Au fond, je sais que je ne lui ferai pas de mal… mais je lui en voulais… d'insister… ce n'est pas lui qui décide… non ?

Th. : Je comprends.

C. : (*plus bas*) Je ne voulais pas céder… je…

Th. : Hum…

C. : Je… c'est idiot… (*Avec un léger tremblement*)… Je crois que j'ai honte d'avoir eu cette envie…

Th. : Hum…

(Silence)

─────────── ◀

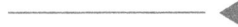

Ces interventions peuvent sembler très sommaires, mais dans ce contexte, ce léger soutien est suffisant pour établir un climat favorable qui permet au client de clarifier lui-même son ressenti. La compréhension empathique et l'acceptation non jugeante dont fait preuve le thérapeute permettent au client de laisser émerger des sentiments qu'il n'osait pas s'avouer. Il prend appui sur les réactions légères du thérapeute pour libérer son émotion et affronter la réalité.

Réflexion presque à l'identique

Même une reformulation très proche des paroles du client peut avoir un impact puissant. Le client entend en retour sa propre réflexion et peut être surpris par l'intensité ou le décalage de son propos par rapport à l'importance qu'il lui accordait. Dans ce cas, il est très étonné et essaie d'atténuer l'expression utilisée comme si l'émotion qu'elle lui procure n'était pas tolérable.

▶ ────────────

C. : Je la regardais et j'avais envie de lui dire des choses horribles… et au lieu de ça je l'ai embrassée…

Th. : Cela semblait impossible d'accueillir ce sentiment à l'égard de votre mère.

C. : J'ai vraiment l'impression d'être une mauvaise fille.

Th. : Vous vous sentez comme une mauvaise fille qui a de terribles reproches à faire à sa mère, c'est ça ?

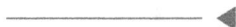

──────────── ◀

Cette remarque du thérapeute, qui reflète simplement ce que la cliente vient de dire en deux répliques, est trop forte ainsi formulée pour la cliente qui n'est pas prête à faire ce lien.

▶ ────────────

C. : Enfin, vu comme ça, c'est affreux, non je voulais dire… qu'elle m'énerve parfois… Faut pas exagérer…

Th. : Hum… Hum…

(Bref silence)

C. : Ça me fait penser à cette amie avec laquelle je pars en voyage…

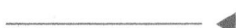

──────────── ◀

Ici, les paroles du thérapeute peuvent être alors perçues comme une menace. Des défenses se mettent en place et ralentissent le processus. À ce moment-là, presque toujours, le client change de sujet. Il est donc préférable que le thérapeute soit particulièrement attentif. Lorsque ses réponses résument brièvement et avec clarté les sentiments sous-jacents à l'expression du client, ce dernier se sent compris et en sécurité, sans ressentir le besoin de se protéger. Seul un climat de confiance laisse émerger les prises de conscience qui, ensuite, se développent naturellement.

Distance respectable

Il s'agit donc d'être « à la bonne place », ni en avance ni en retard. Le thérapeute peut laisser échapper des occasions de soutenir son client. Par exemple, en ne soulignant pas l'orientation nouvelle d'une expression, qui peut s'avérer être les prémices d'un *insight*. Il est tout aussi important que le thérapeute ne précède pas son client sur ses prises de conscience, mais fasse confiance à son processus. Une remarque anticipée provoque un effet retard de conscientisation. Le client peut comprendre intellectuellement ce que lui dira le thérapeute, mais il n'intégrera vraiment que s'il effectue une prise de conscience par lui-même, s'il « s'entend » formuler des sentiments jusque-là ignorés ou déformés. C'est lui qui doit donner le sens et en éprouver tout le bénéfice, c'est-à-dire une transformation immédiate du concept de Soi. Si le thérapeute est en avance sur la prise de conscience de son client, c'est parfois un mécanisme inverse qui se produit et l'intégration n'a pas lieu.

▶ ————————

C. : Je me suis encore disputée avec mon mari, il n'arrive pas à accepter mon métier, il a l'air de penser que je m'amuse, que ce n'est pas du travail comme pour lui quand il va au bureau, il a des responsabilités et tout...

Th. : Vous voudriez qu'il reconnaisse que votre travail a autant de valeur que le vôtre.

————————— ◀

Ici le thérapeute tente de refléter à la cliente son manque d'estime d'elle-même.

▶ ————————

C. : C'est vrai qu'il gagne beaucoup plus que moi.

Th. : Comme si le fait qu'il gagne plus d'argent rendait son métier plus valorisant, c'est ça ?

————————— ◀

C'est la même chose ici, sans succès.

▶ ————————

C. : Il faut reconnaître qu'il a fait plus d'études que moi, c'est normal... Je ne sais pas de quoi je me plains après tout...

————————— ◀

Cette cliente n'est manifestement pas prête à reconnaître sa valeur personnelle. Les remarques du thérapeute sont légèrement prématurées. Il le comprend et devient plus subtil. Ce genre d'échanges va se reproduire maintes fois sans trouver d'issue. Cette cliente qui a beaucoup de mal à faire du lien a l'impression de « tourner en rond », de penser que « ça » n'avance pas, de faire du « sur-place ». Le thérapeute doit accompagner ces moments qui donnent cette impression de stagner, avec patience, car presque toujours, ils annoncent une prise de conscience.

Questions indirectes

Le thérapeute, pour vérifier qu'il a, ou pas, saisi le sentiment exprimé par le client, utilise des reformulations qui seront exprimées en restant au plus près du discours énoncé. Les reformulations peuvent se faire sous forme de demandes sans qu'elles contiennent une notion de curiosité. Elles restent en rapport avec le sujet abordé. Une vérification de ce type est différente d'une question directe qui ne se réfère pas forcément à ce que le client est en train de dire, et l'éloigne autant de son ressenti interne que de ses perceptions externes. Ces reformulations en forme de questions indirectes se font en employant des termes approchant de ceux utilisés par le client. Si les propos ainsi exprimés par le thérapeute ne conviennent pas, le client essaie de se faire mieux comprendre en cherchant des expressions plus appropriées aux sentiments qu'il tente de décrire. Cette réflexion participe à clarifier ses idées. Dans cette recherche de précision, le client se connecte de plus en plus à son ressenti. Examinant au plus près ses sentiments, il finit par trouver entre diverses hésitations et maintes tentatives la parole juste qui traduit avec pertinence sa pensée.

▶ ————————

C. : Je ne sais pas pourquoi, mais cette invitation ne me tente pas… Je ne sais pas qui je vais rencontrer et…

Th. : … ne pas savoir qui vous allez rencontrer vous fait hésiter.

———————— ◀

La remarque du thérapeute prend une forme d'hypothèse, ce n'est pas une question directe.

▶ ────────

C. : Oui… je devrais y aller… pour mon travail… mais… (*Grand soupir*)… ça me fatigue…

Th. : Vous semblez vraiment indécise et cela vous contrarie.

C. : Ça m'ennuie plutôt.

Th. : Hum… cette décision si difficile à prendre vous ennuie, c'est ce que vous voulez dire ?

C. : Je ne sais pas… Ce n'est pas exactement ça… J'ai l'impression que je vais m'ennuyer si j'y vais…

Th. : Hum…

C. : Je ne suis pas sûr que ce soit de l'ennui… De l'agacement peut-être…

Th. : Quelque chose qui serait de l'ordre de l'ennui ou de l'agacement… mais pas tout à fait… c'est ça ?

──────────── ◀

Ici la réplique est une sorte de proposition.

▶ ────────

C. : Je ne trouve pas le mot… Quelque chose m'angoisse… Je ne comprends pas… (*soupir*)… Maintenant, je me sens triste… (*Pleurs*)

Th. : Une grande tristesse…

C. : Oui… exactement… La tristesse… C'est ça… (*Dans un sanglot*) Je ne serai pas à la hauteur…

──────────── ◀

Dans cet extrait, le client ressent de la tristesse et non de l'ennui, il va comprendre, plus tard, comment il a intégré que l'ennui était plus valorisant que la tristesse.

Reconnaître les sentiments

Il est capital que le thérapeute reconnaisse les sentiments que ressent son client, uniquement ceux qu'il exprime, qu'ils soient positifs, négatifs, ambivalents ou hostiles. Accepter totalement tous les sentiments revient à accepter la personne avec toutes ses composantes, avec tous ses mouvements internes, ses doutes comme ses certitudes, ses frayeurs comme son détachement. « *Les aspects cachés et niés de la personnalité doivent être acceptés dans leur totalité, il s'agit de les considérer et de les accepter comme partie intégrante, signifiante et constructive de soi-même*[1]. » Grâce à ce haut degré d'acceptation, le client se sent accueilli dans sa globalité. Il peut se regarder avec plus de lucidité, découvrir sa vraie nature, et s'accepter à son tour.

Sentiments positifs

Les sentiments positifs sont plus souvent valorisés que les sentiments négatifs. Le thérapeute qui serait tenté de privilégier les sentiments positifs, sans soutenir d'autres plus négatifs, pourrait freiner le processus de conscientisation de son client.

▶ ─────────────

C. : Les événements sont de plus en plus simples à gérer pour moi. J'en suis étonné. J'espère que ça va durer…

Th. : En effet, vous semblez avoir plus d'assurance, c'est très agréable.

C. : Oui… j'ai l'impression d'avoir progressé sur ce plan, pourtant… ce n'est pas encore tout à fait ça.

Th. : Vous avez remarqué que vos progrès étaient importants, c'est encourageant.

C. : Oui, je suis content.

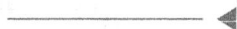

───────────── ◀

---

1. Rogers C.R., *L'Approche Centrée sur la Personne*, anthologie de textes présentés par Kirschenbaum H. et Land Henderson V., Randin, Lausanne, 2001.

Le thérapeute conforte son client dans ce qu'il apporte de positif, mais semble négliger les aspects de doute qui y sont mêlés. Une certaine prudence est nécessaire. Si réassurer le client est important, il faut prendre garde à ne pas lui donner l'impression que seuls ses sentiments positifs sont bienvenus. Cela risquerait de pousser le client à n'exposer que les sentiments qui semblent satisfaire le thérapeute pour obtenir une gratification et à se désintéresser de ses sentiments moins positifs. Examiner avec insistance un sentiment, qu'il soit négatif ou positif, revient à induire une interprétation, un jugement et donc alimenter une attente. Tous les sentiments doivent être également considérés.

Sentiments ambivalents

Les sentiments ambivalents cachent souvent une « incongruence » qui est sur le point d'accéder à la conscience. Une cliente après quelques séances thérapeutiques s'exprime ainsi :

▶ ─────────

C. : Comme je vous l'ai dit, j'ai hésité à venir vous rencontrer. C'est vrai, j'ai l'impression que tout va bien dans ma vie… hum… Mais je ne sais pas… je…

Th. : Hum, hum…

C. : Je me sens comme déprimée, je ne comprends pas pourquoi.

Th. : Il y a cette impression que tout va bien et en même temps vous vous sentez comme déprimée.

─────────── ◀

Le thérapeute renvoie le mot « déprimé », pourtant prononcé par la cliente qui, immédiatement, module sa pensée.

▶ ─────────

C. : C'est ça… Enfin non, pas déprimée… plutôt insatisfaite… (*Soupir*)

Th. : Hum… et c'est ce double sentiment qui est inconfortable : « Tout va bien et pourtant je suis insatisfaite. »

C. : Oui… Je ne sais pas… Ma famille va bien, je n'ai pas de problème particulier… vous voyez ?

Th. : … (*Hoche la tête*)

C. : … J'aime beaucoup mon métier, c'est très intéressant, j'ai des responsabilités… Je rencontre beaucoup de monde… Je voyage… (*Soupir*)…

(Silence)

Th. : C'est un métier très intéressant qui semble aussi très prenant… et ça vous fait soupirer…

(Silence)

Th. : Et vous plonge dans de profondes réflexions… hum…

C. : Je n'ai pas assez de temps…

Th. : Vous aimez votre métier, mais il vous prend trop de temps… c'est ça…

C. : Avant j'aimais peindre… et… oui… c'est ça maintenant je ne peux plus.

Th. : Vous n'avez plus assez de temps pour peindre…

C. : Non… et ça me manque… Je ne m'en étais pas rendu compte… mais je ne peux pas faire les deux…

Th. : Je vois… C'est difficile d'exercer votre métier et de trouver le temps de peindre…

—————————— ◄

Le thérapeute reflète l'ambivalence des propos de sa cliente chaque fois qu'elle les exprime. Cet accompagnement pas à pas montre une grande qualité de l'écoute empathique. Ce qui permet à la cliente de sentir qu'elle n'est pas déprimée, mais qu'elle a conscience d'être « insatisfaite ». Elle touche la raison de cette insatisfaction en prenant conscience qu'elle ne s'est pas autorisée à se consacrer à la peinture. Elle va devoir réajuster ce temps entre ses occupations et cela va lui demander un autre travail d'exploration qu'elle est, maintenant, prête à faire.

Sentiments négatifs

Dans les échanges suivants, le thérapeute n'est pas aidant en essayant de minimiser les sentiments de son client. Le client a besoin de toucher cette sensation misérable qui le tourmente.

Comme le constate Harold Searles : « *La plus dévastatrice des expériences humaines est peut-être celle du sentiment d'inutilité*[1]. »

▶ ────────────

C. : Je ne sers vraiment à rien, je suis incapable de faire quelque chose d'utile, ni d'aider personne.

Th. : C'est un sentiment qui me semble exagéré. Vous avez déjà relaté des événements où vous agissiez positivement.

C. : Hum… je ne m'en souviens pas, je suis nul.

Th. : Ce n'est pas un bon jour aujourd'hui, ce pessimisme va s'estomper.

C. : Vous croyez ?

──────────── ◀

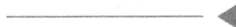

Cet exemple, on s'en doute, est à éviter. Le thérapeute a peut-être raison sur ce qu'a exprimé son client antérieurement. Cependant, en ce moment, ce dernier est en contact avec un sentiment négatif vis-à-vis de lui-même. Ces remarques peuvent ralentir le processus thérapeutique. Il est essentiel que le thérapeute accompagne son client dans cette expérience de dégoût et l'accepte avec ce sentiment pitoyable de lui-même. Quand le client prend le risque d'exposer certains de ses aspects peu valorisants et est accueilli avec sollicitude, il peut se regarder avec plus de bienveillance.

La dernière phrase du client : « Vous croyez ? » souligne qu'il est disposé à croire le thérapeute. Mais cette réassurance sera d'un soulagement fugace et l'éloignera de son ressenti. Tout de suite après, le dialogue va s'orienter vers un autre sujet. Cette attitude prouve simplement qu'il renonce à se faire entendre et qu'il se sent profondément incompris. Ne pas répondre à un sentiment, vouloir trop rassurer signifie ne pas prendre en compte le ressenti du client, le nier en quelque sorte ou du moins ne pas mesurer l'ampleur ni l'angoisse ou la souffrance que cela génère chez lui. Or, les sentiments négatifs non reconnus se renforcent et sont encore plus dangereux. Leur charge explosive peut devenir incontrôlable et se manifester à

────────────

1. Searles H., *Le contre-transfert*, Folio, Paris, 2005.

n'importe quel moment, même le plus inapproprié. Si, au contraire, ils sont reconnus et acceptés, ils sont comme désamorcés et n'apparaissent plus sous une forme réactive plus ou moins violente.

Ne pas reconnaître les sentiments négatifs du client revient à ne pas accepter la personne dans sa globalité. D'une part, cela ne lui donne pas la possibilité de s'accepter avec des sentiments contradictoires et, d'autre part, cela lui donne la sensation que le thérapeute l'accueille mieux quand il présente des sentiments positifs. Cette façon d'agir le freine dans son processus d'actualisation, et l'empêche d'oser être lui-même dans la relation thérapeutique.

Dans l'extrait suivant, le thérapeute, ici Carl Rogers, suit le client James Brown[1] dans son désir de mourir. Cet entretien a été réalisé dans le cadre d'une recherche sur les effets de la thérapie avec des personnes diagnostiquées schizophrènes.

▶ ————————

Th. : Je pense que je comprends que d'une certaine manière tu viens ici et c'est comme si tu te laissais aller dans ces sentiments. Et maintenant...

C. : Je vais partir.

Th. : Comment ?

C. : Je vais partir.

Th. : Tu vas partir ? Vraiment, t'enfuir d'ici ? C'est ce que tu veux dire ? Il doit y avoir... qu'est-ce que... quelle est la raison de tout ceci ? Tu peux me le dire ? Ou je suppose, ce que je veux dire plus précisément, c'est que je sais que tu n'aimes pas cet endroit, mais quelque chose a dû se passer, non ?

C. : Je veux juste m'enfuir et mourir.

Th. : M-hm, m-hm, m-hm, m-hm, ce n'est même pas que tu veuilles partir d'ici pour aller ailleurs. Tu veux juste partir d'ici et aller mourir dans un coin, hein ?

---

1. Rogers, C.R., « A silent young man », in *The Therapeutic Relationship and its Impact: A Study of Psychology with Schizophrenics*, University of Wisconsin Press, Madison, Wisconsin (traduction libre de Geneviève Odier) © 1967 by the Board of Regents of the University of Wisconsin System. Reproduit avec l'autorisation de l'université du Wisconsin.

(Silence de 30 secondes)

Th. : Plus je me laisse imprégner, plus je ressens comment... combien ce sentiment a l'air profond, que tu... Je crois que l'image qui me vient à l'esprit est une sorte d'animal blessé qui veut s'éloigner en rampant pour mourir. Cela ressemble à la manière dont tu as envie de partir d'ici, de disparaître ? Disparaître. Ne plus exister.

(Silence)

C. : *(Presque inaudible)* J'ai souhaité être mort, toute la journée d'hier et tout ce matin. J'ai même prié pour mourir.

Th. : Je crois que j'ai compris toute l'histoire, depuis quelques jours maintenant tu souhaitais simplement mourir, et tu as même prié pour ça... je vois là... D'un côté ce qui me frappe c'est que vivre est tellement affreux pour toi que tu ne souhaites que mourir, et ne plus vivre.

(Silence)

Th. : Donc tu n'as fait que souhaiter ne plus vivre. Tu souhaites que la vie passe vite devant toi.

(Silence de 30 secondes)

C. : Je le souhaite plus que tout ce que je n'ai jamais souhaité au monde.

Th. : M-hm, m-hm, m-hm, je crois que tu souhaites beaucoup de choses, mon enfant. Il semble que ce vœu de ne pas vivre est plus profond et plus puissant que tout ce que tu as souhaité auparavant.

(Silence)

———————————— ◄

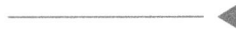

Le thérapeute écoute et reçoit ces idées suicidaires sans les juger ou essayer de dissuader son client. Ainsi, le client s'autorise à se les formuler clairement. Il est entendu dans sa souffrance. L'effet produit par cette attention délicate dont l'implication authentique est exceptionnelle provoque une libération profonde chez le client qui fait, pour la première fois, l'expérience d'une véritable attention. Cet épisode est décisif pour la compréhension et l'acceptation de son sentiment de profonde détresse. Cette expérience ne pourra pas être oubliée, elle est désormais intégrée dans le concept du Soi du client.

À la fin de l'entretien le thérapeute ajoutera :

▶ ————————————

Th. : Je voudrais dire encore une chose, si ça continue à être si dur pour toi, n'hésite pas à leur demander de m'appeler. Et si tu décides de t'enfuir, j'apprécierais beaucoup que tu leur demandes de m'appeler… comme ça, je pourrais te voir avant. Je n'essaierai pas de te dissuader. Je voudrais juste te voir.

———————————— ◀

La confiance du thérapeute est totale. Cependant, il ne laisse pas son client livré à lui-même, sans soutien. Il établit un lien auquel le client peut avoir recours en dehors de la séance.

Sentiments hostiles

Il arrive que le client soit hostile vis-à-vis du thérapeute. Ce n'est pas toujours facile pour le thérapeute d'accepter ce genre de sentiments. Ce dernier peut être tenté de se défendre. En réalité, il est plus avisé de ne pas se sentir concerné. Comme le thérapeute ne prend pas parti quand le client exprime des sentiments hostiles envers lui ou envers une autre personne, il ne considère pas ces sentiments dirigés contre lui personnellement. Une fois encore, il renvoie à son client l'image de son propre sentiment, ici, l'hostilité.

▶ ————————————

C. : Je ne crois pas que je vais revenir, tout ça est inutile… je suis toujours aussi anxieux.

Th. : Hum… Toutes ces séances et rien ne change… c'est ça ?

C. : Exactement, je perds mon temps ici… C'est clair que vous ne pouvez rien faire pour moi.

Th. : Vous pensez que je ne peux pas vous aider… que c'est du temps gâché…

———————————— ◀

Le thérapeute restitue ce qu'il entend sans prendre cette remarque pour lui, sinon il chercherait à se justifier par exemple, ce qui serait hors de propos.

▶ ────────────

C. : Je vois bien que je vous ennuie et vous faites semblant de m'écouter... (*Plus fort*) C'est insupportable.

Th. : L'idée que vous m'ennuyez vous met en colère... et le fait que je pourrais faire semblant de vous écouter... est vraiment intenable...

C. : Je déteste ça... J'ai l'impression de parler dans le vide...

Th. : Comme si tout ce que vous me dites se perdait dans la pièce et que je n'en saisissais rien...

──────────── ◀

Le thérapeute fait le même style d'intervention que plus haut. Il reste centré sur le sentiment de son client et non sur ce que ces remarques pourraient éventuellement lui faire ressentir à un niveau personnel.

▶ ────────────

C. : (*moqueur*) Vous faites ce que vous pouvez...

Th. : Hum... et... ce n'est pas assez... vous attendez plus de moi... c'est ça...

(Silence)

C. : Je croyais avoir de la sympathie pour vous, mais...

Th. : Mais... vous êtes déçu... et...

C. : Ce n'est pas la première fois...

Th. : Hum... hum... je comprends... Tout ce temps passé ici... Et encore une fois... sans recevoir de l'aide...

(Long silence)

C. : (*Soupir*)... Peut-être que je devrais compter davantage sur moi... plutôt que sur les autres...

Th. : Hum...

──────────── ◀

Il est particulièrement important que le thérapeute utilise sa position de miroir, renvoyant au client l'image de son propre « Soi ». À aucun moment il ne réagit personnellement. Le client comprend ainsi qu'il doit compter sur lui-même. Le thérapeute lui restitue sa capacité d'appréhender sa nouvelle perception de lui, et de réorganiser lui-même son concept de Soi.

Accepter la demande du client

Au cours d'une psychothérapie, surtout dans les débuts, une dépendance peut très facilement s'instaurer. Les clients attendent souvent des thérapeutes qu'ils « trouvent les solutions » pour eux. Ne pas favoriser ce phénomène tout en acceptant le client tel qu'il se présente exige du thérapeute autant de vigilance que de délicatesse. Dans l'extrait suivant, le psychothérapeute, ici Carl Rogers[1], tout en accueillant la demande de sa cliente, ne se prêtera pas au rôle qu'elle voudrait qu'il assume.

Jan expose deux problèmes : la peur du mariage et des enfants, et le fait de vieillir. Après quelques échanges, elle explique que sa mère est morte à l'âge qu'elle a maintenant.

▶ —————————

C. : […] ma mère à la fin de sa vie est devenue une femme amère. Je ne veux pas être dans sa situation. Mais j'ai vraiment l'impression que ce qui est arrivé à ma mère est en train de m'arriver.

Th. : Alors ça reste comme un spectre. Une partie de votre peur est « regarde ce qui est arrivé à ma mère, et je suis en train de prendre le même chemin (Jan : Exact) et peut-être vais-je connaître la même infortune ? »

C. : (*longue pause*) vous voulez me poser d'autres questions, parce que je pense que ça vous aiderait à obtenir de moi d'autres informations. Je ne peux pas – c'est comme un tourbillon (Rogers : Hum hum) qui tourne en boucle.

Th. : Les choses tournent vraiment si vite à l'intérieur de vous que vous ne savez pas exactement par où (Jan : Par où commencer...) le contrôler. Je ne sais pas si vous voulez parler encore de votre relation avec la vie de votre mère, de votre peur de ça, ou quoi ?

(Longue pause)

————————— ◀

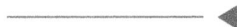

Le thérapeute accède à la demande de sa cliente, il lui pose bien une question. Mais qui d'une part exprime son propre questionnement

———————

1. Rogers C.R., The *Reader, op. cit*, p. 141.

et d'autre part se réfère à ce que la cliente a déjà évoqué. Il n'introduit pas de demande qui pourrait éloigner la cliente de son ressenti présent.

Après cette longue pause, la cliente va commencer à explorer elle-même ses zones d'ombre. Elle va relater plus précisément ses difficultés.

Un peu plus loin dans l'entretien :

▶ ─────────

C. : (*Après un long silence*) Vous voulez que je parle ? […]

Th. : J'espère que je pourrai vous aider à saisir quelques-unes de ces choses qui tournent en boucle dans votre tête.

C. : Hum (*Pause*) Je ne croyais vraiment pas que je devrais les évoquer ici aujourd'hui. Autrement j'aurais fait une liste. (*Pause*)

───────────── ◀

La cliente insiste pour que le thérapeute évoque « ces choses qui tournent dans sa tête » pour elle.

Un peu plus loin dans l'entretien :

▶ ─────────

C. : Pouvez-vous répondre à une question pour moi, Dr. Carl ? Pouvez-vous voir un lien entre : la situation du mariage et le processus de vieillir, ou pas ?

Th. : Oui, il semble qu'ils soient reliés quand vous en parlez, et quand vous parlez des peurs qui deviennent plus fortes, au fur et à mesure que le temps passe, le tout, le mariage et les enfants et l'engagement, aussi bien que la peur de vieillir, semble un paquet de peurs. Et d'un autre côté, vous êtes en train de vous dire : « Je sais dans quoi je veux m'engager – je ne peux vraiment pas le faire. »

───────────── ◀

Bien que le thérapeute réponde par l'affirmative à la demande de sa patiente, il ne lui donne pas de réponse particulière. Mais il résume ce qu'elle a évoqué depuis le début de l'entretien à propos de ces deux difficultés.

Un peu plus loin dans l'entretien :

▶ ——————————

C. : (*Après une longue pause, en soupirant*) Vous voulez que je dise quelque chose d'autre ? Je suis vraiment effroyablement nerveuse !

Th. : Vous pouvez prendre tout le temps que vous voulez, parce que je sens que je suis en relation avec la petite Jan apeurée à l'intérieur de vous.

C. : Alors plus je parle, plus je vous aide à me comprendre, c'est ça ?

Th. : Plus vous vous faites comprendre de moi.

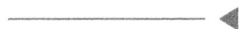

——————————— ◀

Rogers, après l'exposé de cette situation, conclut : « *J'accepte son désir d'être dépendante. Cela ne signifie pas que je vais me comporter de manière à satisfaire ses attentes. Je peux d'autant plus facilement accepter son sentiment de dépendance que je sais où je me situe, et je sais que je ne serai pas une figure d'autorité pour elle, même si je suis perçu comme tel*[1]. »

Cette remarque est déterminante. Car il ne s'agit pas de nier qu'il y a une demande de dépendance, mais de ne pas s'en saisir pour la maintenir. Si le thérapeute ne se positionne pas comme un expert il peut accepter sans difficulté que son client se trouve dans une position de dépendance et même souhaite y rester.

L'important est qu'il n'utilise pas la situation pour renforcer ce sentiment. Au contraire, il laisse le client en prendre conscience, et ainsi se libérer, ce qui est bien plus efficace.

Illustration d'un moment de changement

Pour rappel, quatre éléments composent un moment de changement :

• *Instantanéité*, au moment même où l'expérience se fait.

——————————
1. *Ibid.*

- *Conscientisation*, il y a « conscience organismique », donc globale, viscérale, physiologique et mentale de cette expérience immédiate.

- *Actualisation*, même si cette expérience a déjà eu lieu dans le passé, elle est ressentie dans sa totalité avec un caractère de nouveauté à ce moment précis.

- *Acceptabilité*, cette expérience est reconnue, acceptée, faisant désormais partie intégrante du concept de Soi.

Pour que la personnalité soit modifiée, ces quatre composants doivent être « expérienciés » simultanément. Il est donc impossible de les souligner par ordre d'apparition. Néanmoins, l'extrait suivant donne un exemple de ce processus.

Ce client est en fin de thérapie et sa compréhension est de plus en plus rapide et précise. Diverses prises de conscience survenues dans l'entretien aboutiront à ce moment de changement.

▶ ——————————

C. : Je dois aller à Bruges avec Sophie voir des amis, normalement ça devrait être un voyage agréable, je devrais me réjouir… bof, bof…

Th. : Quelque chose ne permet pas cette réjouissance…

C. : Oui, c'est ça, je ne sais pas… Je vais quand même y aller, mais avec hésitations, sans plaisir.

Th. : Comme si vous ne voyiez pas de possibilité de plaisir dans ce voyage…

C. : Un plaisir, ce serait au moins ça…

Th. : Hum… vous voulez dire ça ne sera même pas un plaisir, c'est ça ?

C. : C'est ça.

(Long silence)

C. : C'est toujours compliqué… Par exemple, quand je lui fais des cadeaux, même si ce sont des choses qu'elle aime, ça ne va jamais, elle se plaint… J'ai pitié, mais ça m'ennuie, ce n'est pas gentil… c'est énervant *(le ton monte)*… Je m'occupe d'elle, je suis plein de bonne volonté… mais… ça ne va pas… c'est pénible…

Th. : Vous compatissez et en même temps vous ressentez de l'énervement…

C. : Oui… je voudrais me tailler, je l'aime bien, mais c'est ennuyeux. Quand je lui donne des conseils, elle résiste à les suivre. Ça m'énerve.

Th. : Ça vous énerve qu'elle n'écoute pas vos conseils, qu'elle n'utilise pas ce que vous lui offrez.

C. : Exactement.

Th. : Ce n'est pas une façon d'agir que vous adapteriez pour vous ?

C. : Sûrement pas, ce n'est pas sérieux, c'est n'importe quoi (*il élève la voix*).

Th. : Oui… Et ça vous met presque en colère.

C. : Mais oui… (*soupir*)

(*Long silence*)

C. : Il y a comme un décalage entre nous, on n'arrive pas à se régler, ça va… mais…

Th. : Il y a une sorte de déséquilibre.

C. : Oui… il n'y a pas d'équilibre, c'est ça.

(*Prise de conscience*)

———————————— ◄

Le client fait référence à une estampe japonaise qui représente pour lui un équilibre parfait.

► ————————————

T : Un chef-d'œuvre d'équilibre.

C. : Tout à fait.

Th. : Et il n'y en a aucun dans le décalage.

C. : Apparemment oui, je le vois maintenant (*soupir*)… Un temps…

(*Prise de conscience*)

Th. : Si je comprends bien ce que vous dites, s'il n'y a pas d'équilibre, il y a un décalage, et… Cela peut entraîner l'énervement… l'ennui…

———————————— ◄

Ici le thérapeute reprend ce qui a été dit par le client depuis le début de la séance.

▶ ─────────────

C. : Il y a plus que l'ennui quand il n'y a pas d'équilibre, peut-être même la dépression.

Th. : Ces situations où il n'y a pas d'équilibre pourraient aboutir à la dépression ?

C. : Oui, c'est ce que je ressens.

Th. : Vous voulez dire, c'est ce que vous ressentez maintenant ?

C. : Oui… il y a beaucoup de pensées dans ma tête en ce moment… (*Il énumère toutes ses activités, ses lectures qui le font beaucoup réfléchir. Suit un long silence.*)

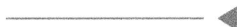

─────────────── ◀

Le client fait référence à une anecdote qui l'avait beaucoup choqué : au recto d'un de ces articles publiés dans une revue se trouvait une publicité très prosaïque.

▶ ─────────────

Th. : Pour vous c'était…

C. : Une gifle… comme si ces deux choses avaient quoi que ce soit à voir ensemble ?

Th. : Hum… un assemblage insolite.

C. : Ridicule… un dentifrice ou quelque chose comme ça collé avec un article sur un sujet très intéressant, sérieux. Un chercheur propose une théorie qui invalide la dépression endogène, et postule qu'elle serait provoquée…

(*Un temps*)

Th. : … par une cause externe donc ?

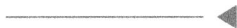

─────────────── ◀

Le thérapeute, d'une certaine manière, termine la phrase du client, cette hypothèse est juste et le client enchaîne. À partir de ce moment, il y a une accélération dans les échanges.

▶ ─────────────

C. : Oui… *(Bref silence)*

(Prise de conscience)

C. : Hum… Et… ce qui revient à donner aux autres la responsabilité de ma dépression (*il a l'air accablé et balayant l'air de la main*), c'est toujours la même chose, la dépression est un terrain et si quelque chose la renforce ça s'aggrave.

(Prise de conscience)

Th. : Alors il y aurait quelque chose qui aggraverait votre état de dépression ?

C. : Ou quelqu'un…

Th. : Quelque chose ou quelqu'un viendrait aggraver votre état…

C. : Oui…

Th. : Et cela aurait un lien avec l'équilibre.

C. : Oui…L'équilibre c'est : aujourd'hui je suis faible… tu m'aides, demain c'est toi… je t'aide, un échange, c'est simple, non ? (*Il élève la voix*) Pourquoi Sophie ne peut pas m'aider sans contrepartie, merde, il y a toujours un mais, je donne, mais… je donne, mais…

Th. : Vous voudriez quelque chose de simple comme je t'aide, tu m'aides, sans « mais ».

C. : Oui… (*soupir*), dans l'estampe japonaise il n'y a pas de « mais ».

Th. : Pas de « mais »…

C. : Non… C'est limpide maintenant. Ce sont les « mais » qui rompent l'équilibre, je souffre de ça chez les autres et… chez moi aussi.

(Prise de conscience)

Th. : Chez vous aussi…

C. : Oui, je fais quelque chose de généreux, mais je dois le gommer je fais ça pour pouvoir me tailler. (*Soudain grave*) Est-ce que je dois faire ça ?

Th. : Vous voulez dire lier un acte généreux avec le désir de vous tailler ?

C. : Exactement…

Th. : Comme deux actions qui ont l'air de s'amalgamer, alors qu'elles n'auraient rien à faire ensemble ? Comme votre article avec la pub derrière ?

C. : C'est ça, exactement, un amalgame, pas l'un sans l'autre… C'est insupportable.

Th. : Comme si l'un devait compenser l'autre.

C. : Tout à fait, lier ces deux actes pour chercher l'équilibre, c'est ça qui ne marche pas, ils n'ont rien à faire ensemble.

Th. : Ce serait le fait de faire ce lien pour atteindre l'équilibre qui aboutirait à provoquer l'ennui ?

C. : Exactement… Et comme ça, je n'arrive pas à être moi-même, être complètement généreux ou me tailler, j'ai le droit d'être l'un où l'autre…

Th. : Hum…

(Silence)

Th. : Être l'un ou l'autre séparément, hum… c'est difficile ?

C. : Oui… *(Soupir)* Je minimise ma générosité par un « mais » et, pour faire accepter le « mais », j'ajoute de la générosité… par peur d'être rejeté…

Th. : Hum… hum… Peur d'être rejeté…

C. : *(Un temps)*… *(Il sourit)*… Il n'y a plus de confusion, c'est un éclair de lumière et de compréhension, j'ai fait un grand pas en avant. *(Soupir, de soulagement cette fois, suivi d'un long silence)*

En rassemblant ces prises de conscience qu'il relie entre elles (ennui, décalage, colère, amalgame, recherche d'équilibre, utilisation des « mais », responsabilité rejetée sur les autres, compréhension de ses contradictions), le client touche avec une grande émotion le sentiment de « peur d'être rejeté ».

Ce sentiment de rejet avait déjà été évoqué maintes fois aux cours de séances précédentes et avait été immédiatement oublié. Là, il a été compris en profondeur. Il se dévoile comme un aboutissement à la découverte de l'enchaînement de comportements contradictoires permanents que le client répète et dont il souffre. Il y a une conscientisation instantanée de l'expérience lorsqu'il éprouve « la peur d'être rejeté », sentiment jusque-là nié. Ce sentiment est accepté et la sensation corporelle concomitante que représente le profond soulagement dû à la libération du sentiment entraîne « l'actualisation ».

Les différents extraits présentés illustrent quelques situations d'interactions entre un thérapeute centré sur la personne et son client. Sortis de leur contexte, ces fragments d'entretien peuvent sembler réducteurs et ne pas donner une impression assez explicite de ce qu'ils prétendent démontrer. Ils ont, cependant, l'avantage de fournir un éclairage, sans pour autant servir d'exemple. La relation thérapeutique entre deux personnes est unique et chaque thérapeute a son style, personnel et inimitable. Pour rester fidèle à l'éthique de cette approche et toujours dans une perspective ontologique, rappelons qu'il n'y a pas de modèle « prêt à l'emploi ».

Le moment de la séparation

La personne étant de plus en plus présente à son expérience immédiate, on peut alors parler d'« intégration ». Le constat de changements durables dans l'action et le comportement en est l'indéniable représentation. L'intégration se produit pendant les séances de thérapie et également en dehors, elle modifie progressivement la personnalité.

Lorsque la relation thérapeutique a été fructueuse, et qu'une réelle expérience de croissance a eu lieu, le client devient plus libre, plus autonome. Il n'a plus besoin du soutien du psychothérapeute. Une étape se termine.

Une cliente le signifie clairement par cette phrase limpide : « J'ai appris à penser par moi-même, c'est bon, maintenant je n'ai plus besoin de venir. » Cette personne s'exprime avec assurance. Elle s'adresse, en adulte, à un autre adulte. Elle peut assumer ses choix et prendre ses responsabilités, trouver, seule, des solutions à ses problèmes.

Une autre cliente fait cette remarque au moment de quitter son thérapeute : « Je me rends bien compte qu'il y a encore beaucoup de travail… mais déjà maintenant je me sens tellement plus en accord avec moi-même que rien ne sera plus aussi difficile qu'avant, ni aussi douloureux ni aussi irrémédiable. »

Dans certains cas, la thérapie ne s'interrompt pas définitivement. Il peut y avoir plusieurs étapes de travail thérapeutique. Une personne qui n'est plus en thérapie peut avoir à nouveau besoin de soutien. Une autre peut éprouver la nécessité de revoir un thérapeute quand l'exploration de son fonctionnement et sa compréhension de soi et du monde se montrent plus exigeantes. Mais lorsqu'un individu a atteint une conscience de soi élevée, qu'il est totalement en accord avec ce qu'il fait, qu'il est en contact avec ses valeurs internes, la thérapie n'est plus nécessaire. Il est alors capable d'accueillir toutes ses émotions. Il peut aussi accepter l'« incongruence », la sienne et celle des autres. Il est dans la fluidité et n'a plus recours aux défenses protectrices et rigidifiantes. Il n'est plus sensible aux jugements qui viennent de l'extérieur et fait confiance à son « Soi organismique ». Il s'épanouit et ses relations avec autrui s'harmonisent. Ses sentiments ne sont plus ni hostiles ni autocritiques, il n'éprouve plus de honte ni de sentiment d'inutilité, car il sait accepter ses erreurs. Le « concept de Soi » revisité est réorganisé avec ses ressentis réels et ses valeurs spécifiques. Il acquiert une représentation plus positive de lui-même. Ses expériences prennent une signification plus pertinente en accord avec sa réalité particulière et lui permettent une meilleure adaptation personnelle et interrelationnelle.

Chapitre 8

L'héritage de Carl Rogers

> *« Je me sens responsable pour ce que j'essaie de faire et de dire.*
> *Mais je ne peux pas être responsable de la perception que d'autres*
> *personnes ont de moi ou de ce que je fais[1]. »*
>
> CARL ROGERS

Dans l'autobiographie qu'il rédigea en 1971, Rogers se décrit comme un psychologue humaniste, un psychothérapeute fasciné par les mécanismes à l'œuvre dans le développement de la personnalité, un philosophe soucieux de dégager les valeurs humaines, et aussi comme un chercheur. Il a, en effet, durant toute sa vie, examiné et étudié avec assiduité les processus de changement et d'évolution de la personne. La recherche était pour lui indispensable. Il y voyait le pivot d'une compréhension du fonctionnement de l'être humain à travers ses expériences et une fascinante tentative de discerner un ordre plus vaste auquel tout individu appartient, et qui rendrait compte de la complexité de la vie. Il déclare : « *J'en suis venu à penser que la recherche empirique comme la théorisation sont essentiellement au service d'une mise en ordre des expériences significatives[2]. »*

En tant que thérapeute et chercheur, il était tiraillé entre deux mouvements qui *a priori* s'excluent. D'une part, l'intelligence subjective de l'individu dont il a défini l'importance primordiale dans l'exploration de la compréhension de soi, et d'autre part, l'objectivité

---

1. Rogers C.R., « Non-directivité », entretien avec Frédéric Gaussen, *op. cit.*
2. Rogers C.R., *Autobiographie, op. cit.*

179

stricte du chercheur indispensable à une élaboration théorique qui expliquerait rationnellement les facteurs d'« actualisation » de la personne. Ces aspirations apparemment opposées le passionnaient autant l'une que l'autre. La remarque suivante le confirme : « *J'apprécie ces deux parties de moi si différentes. Toutes deux sont réellement constituantes de moi*[1]. »

Dans la reconnaissance de ces deux aspects inhérents à sa personnalité, il incarne la visée de son approche thérapeutique qu'il défendra avec tant de constance, à savoir la cohérence du concept de Soi qui confère à l'entièreté de la personne et lui permet un épanouissement optimal. Cependant, pour Rogers : « *La théorie vient après l'expérience*[2] », et doit être impérativement en relation permanente avec la réalité. Sa « théorie de la personnalité », qu'il définit avec une insatiable précision, s'est effectuée en partant d'observations empiriques multiples et d'analyses méticuleuses de sa pratique clinique. Il l'a sans cesse revisitée, affinée, élargie malgré ses résistances dans les années quarante à conceptualiser ses propositions en réaction à ses premières expériences de psychologue. L'application, pourtant scrupuleuse, d'autres méthodes, ne lui paraissait pas d'une efficacité signifiante. Les concepts sortant d'une théorie non fondée sur l'expérience deviennent dogmatiques et figés. Ils ne peuvent s'appliquer que d'une manière statique et ne tiennent pas compte de la labilité irrémédiable des mouvements de vie ni de leur interaction constante avec les processus de développement de l'être humain.

Rogers, ce n'est plus à prouver, était persuadé de l'utilité de la recherche, mais il se méfiait de son caractère doctrinaire qui peut ainsi lui faire perdre toute crédibilité. Dans *Psychothérapie et relations humaines*, il précise : « *La conscience aiguë du fait que la connaissance scientifique est essentiellement provisoire m'apparaît comme une exigence primordiale de l'attitude scientifique*[3]. »

---

1. *Ibid.*
2. Rogers C.R., *L'approche centrée sur la personne, op. cit.*
3. Rogers C.R. & Kinget M., *Psychothérapie et relations humaines, op. cit.*

Aujourd'hui, une certaine sagesse aide à être moins affirmatif au sujet des avancées scientifiques. La formule bien connue : « en l'état de nos connaissances actuelles… » en témoigne. Mais, à l'époque où Rogers se confronte aux théories, les découvertes scientifiques s'énonçaient comme des certitudes, et c'est, hélas, parfois encore le cas de nos jours. Rogers décrivait ses observations sous forme d'hypothèses. Il était impératif pour lui de garder une flexibilité dans ses découvertes, de ne pas les enfermer dans des modèles définitifs. Même s'il était persuadé du bien-fondé d'une recherche assidue et structurante, elle devait garder une certaine plasticité. Il le résume ainsi : « *Une de mes convictions les plus profondes concerne la raison d'être de la recherche scientifique et de l'explication théorique. À mon sens, le but capital de ce genre d'entreprise est l'organisation cohérente d'expériences personnelles significatives*[1]. » La recherche de sens doit s'inscrire dans une perspective phénoménologique. Cela confirme la complexité de la réunion de ces deux visions subjective et objective que Rogers tentait d'associer. Il était convaincu que « *toute science véritable implique changement et progrès, et ne tolère pas l'immobilité et la rigidité*[2] ».

Ce qui implique la révision permanente des concepts et de leur validité dans la durée. Pour lui la science commence par l'observation de la nature, et il ajoute : « *Cet effort se justifie par la satisfaction personnelle qui découle d'une compréhension ordonnée des phénomènes qui nous entourent, et par les effets utiles et heureux qui résultent souvent de la compréhension des lois qui régissent ces phénomènes*[3]. »

L'aspiration de Rogers dans l'élaboration de sa théorie est de valider ses concepts et l'efficacité de son approche thérapeutique, tout en tentant de s'approcher au plus près de la compréhension de l'expérience immédiate dans une dimension phénoménologique. Une ambition qui, par la manière originale et novatrice qu'elle adopte pour se réaliser, prend une forme paradoxale.

---

1. *Ibid.*
2. *Ibid.*
3. *Ibid.*

De la pratique à la théorie

Dès le début des années quarante, Rogers va mettre ses expériences cliniques au service de la recherche, cherchant ainsi à élucider le fonctionnement de la psychothérapie. Afin de mieux utiliser le matériel provenant des entretiens avec les clients, Rogers et ses collègues effectuent une analyse rigoureuse de l'enregistrement de ces données. C'est principalement pour montrer l'efficacité de sa méthode que Rogers a cette idée avant-gardiste. Le matériel recueilli est considérable et son exploitation fournit une compréhension profonde des mécanismes à l'œuvre pendant l'entretien thérapeutique. L'étude de ces données laisse envisager, d'une manière radicalement différente, la nature de la relation entre le client et le thérapeute. Cette recherche longue et laborieuse permet, pour la première fois, de mesurer et de comparer les attitudes. Parallèlement, elle met en valeur ce qui deviendra plus tard la supervision des thérapeutes et représente un support précieux pour leur formation. En effet, au-delà de la méthode testée, c'est aussi le comportement des praticiens qui est examiné. De cette double observation, Rogers se penche avec un plus grand intérêt sur l'étude de la relation thérapeutique. Il examine le processus et les changements qui en découlent. Avec méthode et minutie, il observe les attitudes, l'engagement du thérapeute et leurs répercussions sur l'« actualisation » du client. Loin de déceler, chez le thérapeute, un comportement distant ou neutre, il repère les qualités chaleureuses et respectueuses qui deviendront la pierre angulaire de son approche. L'utilisation de ces enregistrements soulève rapidement une réflexion éthique. Qui peut y avoir accès ? Il n'est pas question de bafouer la confidentialité sur laquelle reposent la confiance et la sécurité du client. Ainsi, le respect dû à la parole du client s'en trouve accentué et la protection de son intimité renforcée. La responsabilité et les compétences personnelles du praticien, dont le caractère essentiel se vérifie dans ces études, prennent aux yeux de Rogers une valeur bien supérieure à n'importe quel diplôme. Malheureusement, s'il y voit une ouverture à l'accès d'une profession « non médicale » pour les psychothérapeutes, cette façon d'envisager les choses va desservir son approche. Elle sera sévèrement jugée par les structures médicales titularisées. Les nombreuses critiques négatives dont elle fut l'objet ont probablement joué en faveur de ses détracteurs et contribué à sa simplification.

Aujourd'hui, on peut reconnaître la valeur inestimable de ces centaines d'enregistrements, qui à n'en pas douter ont largement participé aux développements de la psychothérapie.

De l'expérience individuelle à l'expérience de groupe

À partir de sa pratique thérapeutique en individuel, de ses nombreuses expériences de groupes en institutions et de ses réflexions sur une nouvelle forme d'enseignement, plus libérale et moins contraignante, la pratique de Rogers se dirige vers une nouvelle forme d'interaction, non seulement en face à face individuel, mais dans une intercommunication entre plusieurs personnes. Ce sont les « groupes de rencontre ». Rogers en donne cette définition : « *Un groupe de rencontre a un formidable pouvoir thérapeutique. Il ne requiert aucun but précis, il n'y a ni exercice ni consigne, si ce n'est de laisser être dans une attitude d'ouverture et d'écoute. C'est le groupe lui-même qui va décider de l'expression qu'il prendra. Grâce à l'expérience vécue et accueillie, il favorise l'évolution personnelle et l'amélioration des relations interpersonnelles*[1]. »

La dynamique de ces groupes est très différente de celle qui s'exerce dans les relations thérapeutiques duelles. Le temps y est plus limité, mais le soutien mutuel dont les participants bénéficient est irremplaçable et représente une véritable collaboration avec le « facilitateur[2] ». Chacun s'implique avec une grande sincérité et respecte l'intimité de l'autre. Une sollicitation réciproque autorise toute personne à s'exprimer et à prendre le risque de partager ses sentiments personnels. La sagesse particulière qui émane

---

1. Rogers C.R., *Groupes de rencontre, op. cit.*
2. Psychothérapeute qui participe au groupe et le facilite.

de ces groupes procure un climat de sécurité et la confiance qu'il suscite favorise l'évolution de tous les membres. Dans ces groupes pourtant sans visée thérapeutique : « *L'accent est mis sur l'interaction entre les membres du groupe, dans une atmosphère qui encourage chacun à lâcher ses défenses et ses façades et ainsi lui permet de s'adresser directement et ouvertement aux autres membres du groupe. Les individus arrivent à se connaître eux-mêmes et les uns les autres plus profondément qu'il est possible de le faire dans des relations sociales et professionnelles usuelles*[1]. »

Ces groupes furent d'abord utilisés dans le cadre de l'éducation sous forme de « séminaires intensifs ». Ce sont de grands groupes constitués d'un nombre variable de participants pouvant aller de vingt à deux ou trois cents selon les situations. Ils ont la particularité d'être très peu structurés, laissant ainsi un espace libre à l'expression des sentiments et aux échanges interpersonnels entre les participants. Rogers spécifie : « *Les expériences de groupe vécues dans les séminaires intensifs sont en fait une adaptation de mon approche psychothérapeutique à la formation et au développement de la personne. Elles engagent l'individu aussi bien affectivement qu'intellectuellement, au niveau de ce qu'il ressent autant que de ce qu'il pense*[2]. »

Il est difficile d'établir une chronologie précise dans l'évolution de ces groupes. D'une part, ces deux formes d'interrelation entre les personnes se sont enrichies mutuellement, et d'autre part, ces groupes peuvent se combiner. En effet, les « groupes intensifs » qui se déroulent sur plusieurs jours voient des « groupes de rencontre » se mettre en place, comme une sorte de mini-organisation décidée par les participants, à l'intérieur d'un espace non structuré. Les « groupes de rencontre » n'excèdent généralement pas deux ou trois heures. Les participants ont toute la liberté d'utiliser ce temps de rencontre à leur convenance. L'expression des émotions, ainsi facilitée, est parfois surprenante et souvent confrontante. Surprenante, car il n'est pas fréquent d'entendre des personnes exposer, en groupe, leurs sentiments intimes avec spontanéité et sincérité et

---

1. Kirschenbaum H., *The Life and Work of Carl Rogers, op. cit.*
2. Rogers C.R., *Autobiographie, op. cit.*

elles en sont parfois elles-mêmes étonnées. Confrontante, parce que les propos entendus peuvent soit bousculer les certitudes de certains et susciter des réactions vives, soit les troubler par l'écho que les ressentis exprimés évoquent en eux. Dans les deux cas, les personnes se trouvent confrontées à elles-mêmes. Ces situations nécessitent parfois l'intervention délicate du « facilitateur ». En effet, il doit respecter l'opinion de chacun autant qu'accompagner les émergences émotionnelles. Les prises de conscience que ces expériences entraînent participent à restaurer l'estime de soi, et ont de larges répercussions dans les relations familiales et sociales. Les personnes deviennent plus réceptives, plus ouvertes et plus spontanées.

Évolution des concepts

Carl Rogers a élaboré une approche humaniste, subtile et créative. Elle fut, dans un premier temps, mal comprise. Peut-être parce qu'elle était dérangeante. Rogers restait serein devant les multiples attaques qu'il subissait. Il disait : « *Les pionniers sont souvent mal acceptés par les institutions établies*[1]. »

Il avait conscience que ce qu'il proposait était très avant-gardiste et bouleversait profondément les conceptions générales de l'époque. Ses idées visionnaires ne pouvaient que déclencher des controverses. Cependant, Rogers ne cherchait pas à convaincre, il continuait inlassablement sa route. Ses explorations le menaient toujours plus loin et enrichissaient encore ses découvertes. Au lieu de perdre son énergie dans des polémiques qu'il déclarait futiles, il cherchait à prouver que sa méthode fonctionnait en l'exerçant et en décrivant les résultats de ses recherches. Lorsqu'il était questionné sur cette conduite, il répondait : « *Je n'ai pas perdu mon temps à discuter, mais j'ai tenté d'améliorer la psychothérapie et de renforcer la recherche en psychothérapie. J'avais la conviction que l'argumentation perdrait de sa force si les psychologues "faisaient" de la bonne thérapie et apportaient*

© Groupe Eyrolles

---

1. *Ibid.*

dans ce domaine, grâce à la recherche, de nouvelles connaissances[1]. »
Rogers a mené ce « combat » pacifiquement, sans hostilités, sans
chercher à se défendre, en esquivant les confrontations. Les positions qu'il prenait choquèrent par la profonde remise en question
des méthodes existantes que cela impliquait.

Où en est la recherche aujourd'hui ? Les mentalités se sont-elles
ouvertes à ce qui a pu paraître utopique ? La psychothérapie a-t-
elle trouvé sa place sans faire de l'ombre à d'autres théories ? Le
modèle médical a-t-il évolué et accepté une cohabitation avec des
méthodes de soins ou d'aide moins conventionnelles ? L'analyse
de ces questions donnerait, probablement, des résultats comprenant un certain nombre d'éléments positifs et susciterait de longs
débats qui n'ont pas leur place dans le cadre de cet ouvrage. Ce qui
sera évoqué, ici, restera uniquement dans le registre de l'Approche
Centrée sur la Personne.

Rogers était dans les dernières années de sa vie lorsque Eugene T.
Gendlin lui rapporta que des discussions animées avaient lieu entre
deux groupes de thérapeutes centrés sur la personne. Certains voulaient garder la méthode dans son aspect le plus « pur », et d'autres
voulaient la développer. Gendlin suggéra que les deux positions
étaient nécessaires, alors que Rogers répondit : « *Je ne voulais pas
trouver une façon (d'être) centrée sur le client. Je voulais trouver une
façon d'aider les gens*[2]. »

Ce n'était probablement ni par désintéressement ni par un excès de
modestie. Peut-être ne voulait-il pas se prononcer, cette attitude lui
sera souvent reprochée. Mais cette façon d'éluder la réponse ne
souligne-t-elle pas une fidélité sans conteste à ses principes, ici, le
respect de la non-directivité ? Il n'est plus à démontrer que Rogers a
toujours soutenu l'idée de mouvement. Les changements constants
obligent individus et théories à s'adapter en fonction des interactions et de l'évolution. Il est utile de rappeler qu'il était également
ouvert à toute nouvelle idée qui pourrait enrichir une meilleure

---

1. *Ibid.*
2. Rogers C.R. & Russell D., *The Quiet Revolutionary, op. cit.*

appréhension de la vie. Avec la même certitude, il tenait à ses concepts dont il a maintes fois démontré l'efficacité, mais sans les ériger en vérité absolue. Paradoxe ou sagesse ? Il disait : « *Je puis seulement jouer mon rôle d'unité infiniment petite au sein d'un vaste univers. Voilà qui m'empêche de céder à la vanité*[1]. »

D'une certaine manière, il renvoie chacun à sa propre responsabilité. Rogers ne voulait pas de disciples. Chacun réalise ou non ce qu'il a à accomplir. Il n'y a aucun jugement à porter. Il est tout aussi vain de conseiller une direction à emprunter plutôt qu'une autre. Seule la personne est en mesure de saisir quelle trajectoire elle peut suivre.

De vives discussions sur ces thèmes reviennent sans cesse dans les réunions, sur le Net, dans les revues, les symposiums et autres conférences. Si cette approche suscite tant de débats passionnés, cela prouve qu'elle est bel et bien vivante. Les notions se modifient, se précisent, s'actualisent et parfois disparaissent au profit d'une autre plus pertinente. Deux exemples donneront quelques aperçus de ces mécanismes.

Relation d'aide et psychothérapie

Rogers utilisait indifféremment les termes *counseling* et « psychothérapie ».

Counseling est le mot qu'il adopta dès 1940 pour se démarquer des méthodes analytiques et comportementalistes, et qui fut traduit par « relation d'aide ».

« Psychothérapie » est une traduction plus récente de ce mot anglo-saxon, et qui correspondait peut-être mieux à la compréhension européenne à l'époque où Rogers y donna ses premières conférences et organisa des groupes de rencontre. Depuis quelques années, le terme *counseling* s'emploie aussi en français et différentes significations peuvent lui être attribuées. Cela complique un peu la tentative d'établir une distinction entre ces termes.

---

1. Rogers C.R., *Autobiographie, op. cit.*

Aujourd'hui, la relation d'aide s'est développée dans divers domaines et sous de multiples formes, et le terme « psychothérapie » est utilisé dans de nombreuses approches, y compris analytiques, ces deux expressions se sont effectivement différenciées.

La notion d'aide peut être envisagée comme un vaste champ aux multiples possibilités qui consiste à apporter une assistance à une personne qui en aurait besoin ou qui la solliciterait. Utilisée en terme générique, elle inclut différentes sortes d'accompagnements. *A minima*, cela peut être un geste simple et spontané, ou bien un soutien psychologique momentané, d'une nature plus ou moins élaborée, ou encore une psychothérapie qui répond à des critères plus structurés, quelle que soit son obédience.

Les termes « aide » ou « soutien » psychologiques ont été introduits dans le cadre d'entretiens ponctuels et relativement sommaires qui répondent à un problème particulier. La notion de « psychothérapie » implique une relation profonde et un engagement bilatéral. Sur un plan assez général, la « pratique d'aide » a recours à l'utilisation de conseils, d'avis et d'interprétations, le but étant de résoudre la difficulté dans un temps relativement bref. La psychothérapie, plus spécifique, s'applique dans un contexte bien déterminé et clairement défini entre deux interlocuteurs, et se déroule sur une plus longue durée.

Cependant dans l'Approche Centrée sur la Personne, la notion de « relation d'aide », ou *counseling* selon les premières définitions de Rogers, garde une dimension thérapeutique certaine. Car, en acceptant de la différencier de la psychothérapie, elle n'en reste pas moins l'origine de l'approche, si on se réfère au parcours de son fondateur. Si Rogers semble les employer sans distinction, c'est sans doute parce que, pour lui, la frontière entre les deux n'est pas si tangible. En effet, on peut facilement passer d'un mode à l'autre quand le cadre thérapeutique n'est pas formellement établi. L'ambition de Rogers était d'aider les gens. Le terme utilisé pour nommer cette aide n'était pas une de ses préoccupations prioritaires. Il faut sans doute remonter à la période où l'Approche Centrée sur la Personne était encore à ses balbutiements pour comprendre comment ce glissement s'est produit. Dans les années trente, Rogers utilisait encore dans ses entretiens des conseils psychologiques et des interprétations, comme c'était l'usage à l'époque. Il relate, dans son autobiographie, un des événements qui fut à l'origine d'une prise de conscience capitale, et qui confirma ses idées émergentes.

Il recevait depuis quelque temps une femme qui se débattait dans des rapports très difficiles avec son fils. Il décela rapidement que le rejet précoce de cet enfant avait profondément perturbé la relation entre la mère et le fils. En utilisant des interprétations et en faisant lui-même les rapprochements entre des fragments de diverses expériences qu'elle lui rapportait, il s'efforçait en vain de lui en faire prendre conscience. Sans résultats, ils décidèrent, d'un commun accord, d'interrompre les entretiens. Manifestement, cette femme plaçait le problème à l'extérieur. Elle gardait une froide distance par ce constat simple : son fils était insupportable. Lorsque Rogers, à la demande de la cliente, accepta de la suivre en thérapie personnelle, elle commença immédiatement à se livrer et à parler avec émotion de ses propres difficultés. Rogers fit une remarque signifiante : « *La vraie psychothérapie commença et eut des résultats très positifs*[1]. »

Cette anecdote ne rend pas uniquement compte d'une différence entre deux styles d'entretiens. Ce fut une constatation cruciale. Elle marqua un tournant dans la façon dont Rogers allait, désormais, mener un entretien thérapeutique. Elle participa à déterminer les bases de l'approche. Quelque temps plus tard, conjuguant cette expérience à d'autres tout aussi significatives pour l'évolution de l'approche, Rogers en arriva à la conclusion suivante : « *Je commençais à découvrir que, plutôt que de céder à mon besoin de démontrer mon adresse et ma science, je ferais mieux de faire confiance au client pour diriger le processus thérapeutique*[2]. »

Le renoncement au « faire-valoir » personnel, au profit d'un respect confiant dans les capacités de chacun à prendre en charge son

---

1. *Ibid.*
2. *Ibid.*

propre devenir, relève de l'humilité dont Rogers a toujours fait preuve.

Ainsi, s'il y a une différence entre relation d'aide et psychothérapie, elle réside dans la nature et l'intensité de la relation. La demande du client n'est pas la même. Une personne qui arrive avec un problème spécifique ne désire pas forcément faire un travail en profondeur qui demande un remaniement de la personnalité, comme c'est le cas en psychothérapie. Quelques variantes sont à souligner. La faible disponibilité psychologique du client ou une aptitude précaire à se lancer dans une recherche approfondie de ses difficultés peut être un frein pour entrer dans une relation psychothérapeutique. L'expérience, les qualités et les compétences du thérapeute jouent aussi un rôle majeur dans l'aptitude à mener une psychothérapie. Un thérapeute intégré et expérimenté, ayant acquis un savoir-faire, ou plutôt un « savoir-être », et ayant atteint une grande maturité, peut offrir une relation psychothérapeutique plus soutenue et très sécurisante, indispensable à l'« actualisation » du client. Cependant, si l'engagement de ce dernier est, quelquefois, partiel, quelle qu'en soit la raison, l'implication du thérapeute est toujours totale. C'est lui qui s'adapte à la demande de son client et suit son processus en toutes circonstances. Dans cette optique, la relation d'aide et la psychothérapie centrée sur la personne sont toutes deux thérapeutiques. Elles présentent une efficacité similaire à des degrés différents.

La place de la psychopathologie

La psychopathologie est devenue depuis quelques années, notamment en France, un sujet incontournable. Des querelles, qu'il faut souhaiter positives, placent les différents courants psychothérapeutiques devant l'obligation de rendre compte d'un modèle psychopathologique au sein de leur approche. Condition sinon suffisante, au moins nécessaire à prouver leur crédibilité. L'avantage d'une telle exigence ouvre à la réflexion et à la créativité, ce qui, à n'en pas douter, aurait réjoui Carl Rogers, sur ce point en tout cas. Sur un autre plan, la psychopathologie pose un problème éthique à l'Approche Centrée sur la Personne. Le terme psycho-pathologie induit d'emblée un paradoxe dans l'application de cette méthode. Il implique, d'une part, la présence d'une maladie psychique et, d'autre part, l'obligation de poser un diagnostic pour la déterminer. Or, Rogers était contre l'idée d'établir un diagnostic dans le cadre de la psychothérapie. Sans ignorer, évidemment, l'existence de troubles psychologiques, il était convaincu que le diagnostic était inutile, voire néfaste, dans ce contexte. Il est capital d'être clair sur ce point, trop souvent mal interprété. Dans cette approche, la notion de maladie n'est pas prédominante bien que le trouble psychique soit pris en compte, bien entendu. La conception de la personne dans sa globalité prime sur celle de son éventuelle maladie. Le client est pris en considération indépendamment de ses perturbations. L'accent n'est pas mis sur le trouble psychologique qui est inclus dans la totalité de la personne sans être exclusif par rapport aux autres parties. Autrement dit, une partie en bonne santé qui fonctionne d'une manière adéquate cohabite avec la partie souffrante, « mal adaptée », le trouble psychique. La personne est toujours considérée dans son ensemble à un moment donné.

Rogers n'a donc pas établi de modèle psychopathologique, à proprement parler. Mais il a développé une théorie de la personnalité extrêmement élaborée dans laquelle il a détaillé un schéma de l'organisation psychique et des mécanismes de la formation des distorsions au cours du développement de l'individu. Pour Rogers, les différentes expériences, vécues depuis l'enfance, participent à la formation de la personnalité. Il n'en décrit pas, pour autant, un processus de développement sous forme d'étapes, ni en référence à des structures fixes. Il n'y a rien de définitif dans la personnalité. L'évolution de l'individu peut être faible, voire quasi nulle, mais elle ne peut jamais être exclue.

La théorie de la personnalité est une théorie organismique. Mais, si Rogers donne au concept de Soi une place majeure, cela n'en fait pas pour autant une théorie du self. Le Soi ne se situe pas au centre d'une organisation psychique, mais il est compris dans l'organisme entier. Il en représente l'aspect conscient où se reflète la conscience de soi. Certains auteurs comme Tudor et Worrall[1] parlent plus volontiers de « centralité » que de « Soi ». Ils soulignent ainsi que cela en fait une théorie holistique dont plusieurs parties sont en interaction. Le « Soi » est fluctuant. Il n'y a pas d'état fixe, comme le souligne Rogers : « *Le soi est variable, selon les situations, on se sent nul ou génial*[2]. »

Le principe fondamental de la théorie de la personnalité est l'« incongruence » entre le « Soi » et l'expérience immédiate. L'« incongruence » est la source des distorsions psychiques qui provoquent les troubles. Pour Rogers : « *Les perturbations suscitées par les affects sont appelées* phénomènes *de "dissociations". Au cours des conflits psychiques apparaissent des failles qui menacent de ruiner la structure ébranlée de la conscience*[3]. » La souffrance psychique est le symptôme qui nous parle de l'« incongruence », un mauvais ajustement interne, une dissociation, signe d'une impossibilité à communiquer avec ses émotions, et résultat de difficultés d'adaptation entre expérience immédiate et « concept de Soi ». C'est donc parce qu'il y a cette « incongruence » que la personne est dans un état de détresse psychologique. Un état plus ou moins installé, qui se décline sur différents niveaux et s'inscrit dans un processus d'organisation ou de désorganisation selon les événements et les capacités de chacun à gérer les situations. Ici, le terme « capacité » englobe les facultés physiologiques, génétiques et psychologiques.

À l'appui de cette théorie, il est possible d'élaborer, sinon un modèle, du moins une échelle d'évaluation des perturbations psychiques. Le mot « évaluation » est utilisé avec l'objectif de marquer la différence capitale entre le diagnostic qui implique une vision uniquement externe, c'est-à-dire une vision subjective de celui qui le pose, donc sujette à l'erreur d'interprétation, et une estimation qui se ferait en co-évaluation et fait référence à une co-participation

---

1. Grant B., « La nécessité d'une justification éthique en psychothérapie : le cas particulier de la thérapie centrée sur la personne », *op. cit.*
2. Rogers C.R., *Le développement de la personne*, *op. cit.*
3. Rogers C.R., *Un manifeste personnaliste, fondements d'une politique de la personne*, *op. cit.*

entre client et thérapeute, une intersubjectivité, basée sur l'écoute profonde et le dialogue. L'objectif de cette échelle est de regrouper en différents degrés d'« incongruence » une série de distorsions, d'attitudes et de comportements inadaptés, et de les placer ensuite sur un continuum. Le continuum offre la possibilité de réexaminer le « normal » et le « pathologique ». Ces deux notions s'entendent, généralement, dans une opposition. Ici, même si, par souci de clarté, les degrés d'« incongruence » sont situés dans le prolongement l'un de l'autre, ils peuvent interférer. Ils ne représentent pas des pathologies, mais différents stades d'intégration. Situé à n'importe quel point de ce continuum, le « processus d'actualisation » du client peut se diriger vers le plus haut degré de maturité ou aller vers un degré inférieur. Effectuer un retour à un niveau plus bas ne signifie pas, pour autant, s'enfoncer dans une maladie, mais représente, plutôt, une sorte de régression, qui indique la recherche d'une sécurité déjà acquise dans une période antérieure et dont le client a provisoirement besoin pour se renforcer. Autrement dit, il tente, en repartant d'une phase plus stable, de revisiter des expériences qui n'avaient pas pu être ni symbolisées ni intégrées dans le « concept de Soi », parce que le conflit était insupportable ou impossible à affronter.

Dans l'optique d'appréhender une « bonne santé psychique » plutôt qu'une pathologie mentale, les différents degrés d'« incongruence » pourraient aussi représenter une description des principales étapes de maturité psychologique, ce qui n'est pas sans rappeler les étapes du processus thérapeutique décrites par Rogers. Et puisque l'un des postulats de son approche psychothérapeutique repose sur la conviction que la personne, lorsque les conditions nécessaires sont réunies, se dirige vers un développement harmonieux de sa personnalité, ce continuum pourrait se nommer : « Continuum d'Actualisation de la Personne ».

Détailler, d'une manière plus exhaustive, cette proposition théorique ne présente pas un vif intérêt dans cet ouvrage, et risquerait d'être fastidieux. Cette réflexion représente une tentative d'élaboration d'un « modèle » de compréhension des perturbations psychiques dans une conception humaniste. Une telle démarche a pour ambition d'approfondir cette recherche sans trahir les concepts de la méthode élaborée par Carl Rogers.

L'Approche Centrée sur la Personne est aujourd'hui au cœur de différentes recherches dans le monde entier. Ses présupposés sont revisités, développés et adaptés continuellement, au rythme de la progression de la psychothérapie et des besoins de l'individu. De nombreux auteurs proposent de nouvelles notions pour enrichir l'approche, et contribuer à son expansion. Ses concepts, tels le respect de la subjectivité, la compréhension, l'empathie, l'écoute, le fait de ne pas utiliser d'interprétation, sont utilisés dans beaucoup d'autres méthodes, preuve incontestable de leur efficacité. Ce qui a été exploré dans ce livre relate principalement son application dans le champ de la psychothérapie individuelle. Mais son envergure est bien plus conséquente. La valeur éthique et humaniste de ses principes favorise son exportation dans différents domaines.

Application de l'Approche Centrée sur la Personne dans d'autres champs d'activité

Carl Rogers, précurseur d'une nouvelle conception de la psychothérapie au niveau philosophique, ontologique et relationnel, a bousculé les principes établis par sa ferveur et sa constance. Durant toute sa vie, il n'eut de cesse de défendre ses convictions. Peut-être est-il hasardeux de les résumer à cette certitude : il faut « croire en sa propre expérience ». Pourtant, à y regarder de plus près, tous ses principes s'articulent autour de cette affirmation. L'expérience ne peut pas être transmise, elle est unique et ne se répète jamais. Cette simple phrase est lourde de conséquences. Elle implique conscience, subjectivité, responsabilité et liberté. Elle demande de revisiter tous les dogmes et les grands systèmes instaurés, tous les domaines où pouvoir et autorité servent de référence. Que cette approche aboutisse à de telles inférences peut déranger. Cependant, Rogers n'a pas élaboré son approche dans cette optique. Dans son livre *Un manifeste personnaliste*, il explique : « *Plus que tout peut-être, j'ai essayé d'indiquer la nature révolutionnaire de cette approche apparemment simple et directe. C'est une approche authentiquement neuve, bien que ce ne soit pas nécessairement à cause de son idéologie qui, on peut le prouver, a des racines fort anciennes. Ce qui est nouveau, et extrêmement menaçant pour l'ordre établi, c'est qu'elle fournit la preuve que cela marche*[1]. »

Parce que la nouveauté bouscule souvent les règles instaurées et insuffle un vent de liberté, elle est parfois considérée comme chimérique et peut engendrer de la peur. En réalité, les valeurs que cette approche défend, unicité, différence, respect, acceptation, partage, changement, épanouissement, autonomie, entraînent une autre vision de soi et du monde. Cela déclenche, indubitablement, des répercussions dans les relations interculturelles dans des registres extrêmement variés.

Jusque dans les années soixante-dix, Rogers s'était peu trouvé impliqué dans des organisations mondiales débordant le cadre thérapeutique ou les institutions éducatives et sociales, comme il le fut dans les quinze dernières années de sa vie. Mais sa renommée a traversé les frontières et son approche a investi, peu à peu, des champs inattendus. Rogers et surtout nombre de ses collègues vont organiser des « séminaires intensifs », soit de leur propre initiative, soit pour répondre à l'invitation de structures très diversifiées. Ces groupes connurent un grand succès en Amérique, réglant des situations parfois très conflictuelles dans de nombreux secteurs. Les formidables résultats obtenus lors de ces expériences eurent d'énormes retentissements au niveau national dans les domaines de l'éducation, de la santé, de la communication, de l'administration, dans les entreprises gouvernementales et privées, dans les structures sociales, et propulsèrent l'Approche Centrée sur la Personne dans le monde entier.

Depuis le début des années cinquante, de nombreux psychologues et philosophes européens ont participé à introduire Carl Rogers et

---

1. *Ibid.*

sa pensée en Europe, et des formations à l'Approche Centrée sur la Personne ont vu le jour dans beaucoup de pays. Mais ce n'est qu'en 1978 qu'aura lieu, en Espagne, le premier groupe international. Il sera suivi par de nombreux autres. La plupart d'entre eux aboutirent à des résolutions de conflits et réactivèrent le dialogue interrompu entre des parties en opposition. Ainsi, des rencontres furent organisées sous forme d'ateliers de communication interculturelle, en Europe et dans le monde entier, pour tenter de régler des problèmes sociaux délicats, des luttes interraciales particulièrement sensibles ou encore des situations où les processus de paix étaient engagés. La constatation de ces répercussions renforçait l'observation que Rogers avait si souvent faite : « *L'expérience de groupe intensif reste une des plus puissantes forces que je connaisse dans le changement de la personne, les attitudes et les tensions dans un groupe*[1]. »

Maintes fois, ces expériences se répétèrent et les principes de l'approche font sans cesse la preuve de leur impact. Parfois, les situations peuvent être très difficiles, presque désespérées, dans ces moments-là, le respect du monde de l'autre est capital. La réconciliation devient possible quand chaque partie reçoit la même considération, tant sur un plan individuel que collectif. Comme le souligne Gendlin, dans son introduction de *The Quiet Revolutionary* de Rogers : « *Chaque personne a son propre sens interne, sa propre complexité, chaque personne est un monde nouveau*[2]. »

Tout paysage inconnu incite à la découverte, à l'aspiration d'une nouvelle compréhension, à une recherche de sens. Une démarche qui demande de laisser libre cours à sa créativité, c'est-à-dire à une capacité d'accueillir la complexité des idées et de rester captivé par la réalité.

Carl Rogers aurait pu avoir une ultime reconnaissance. Quelques jours avant sa mort en 1987, il fut selectionné pour le prix Nobel de la paix.

---

1. Rogers C.R. & Russell D., *The Quiet Revolutionary, op. cit.*
2. *Ibid.*

Conclusion

L'épanouissement de l'individu passe par une impulsion qui motive la tendance actualisante vers la réalisation de « l'être au monde » dans une évolution irrépressible. La personne se trouve constamment dans l'obligation de répondre à l'exigence d'explorer au plus profond d'elle-même pour trouver l'essence de son être. Seule la connaissance pénétrante du Soi qu'elle contacte l'autorise à prétendre connaître l'autre et le monde. Cette nécessité d'être passe par l'être en relation.

En incarnant les principes de l'Approche Centrée sur la Personne dans la pratique de la relation psychothérapeutique, le psychothérapeute suscite une dynamique interactive entre lui et son client. Elle conduit ce dernier à contacter son intégralité et le mène à une unification de tous les éléments qui façonnent sa personnalité authentique. La juste perception de soi permet un accordage intime. L'attente crispée d'un regard positif inconditionnel externe, approbateur et permissif s'évanouit et laisse la place à une assurance interne d'où procède la spontanéité. Le « dire vrai » s'énonce naturellement, sans simulacre. Lorsque le regard sur soi change, la vision du monde se modifie. La « congruence » s'enracine et favorise une qualité de présence à l'instant. La compréhension empathique profonde de l'autre s'affine. Le regard se dirige vers l'extérieur, ouvert et acceptant, il sollicite la rencontre au sein d'une relation égalitaire, réciproque et enrichissante. L'échange est constant dans une confrontation sereine. Les attitudes défensives sont devenues inutiles.

L'individu réunifié poursuit son individuation en s'adaptant à son environnement dans une recherche progressive constante. L'expérience spontanée du réel lui donne accès à une liberté interne substantielle, indispensable à son autonomie et à sa réalisation.

Son interaction avec l'autre et le monde devient fluide, et il s'inscrit dans le mouvement spatial d'extension et de rétraction de l'univers. La nécessité d'être s'impose. Complexité et paradoxes se fondent dans des variations permanentes et poussent inévitablement l'individu dans une croissance aux dépens de sa volonté, dans un ordre que, sous l'emprise de ses sentiments, il voudrait différent. L'apparente instabilité que produisent ces impulsions recèle un caractère inéluctable qu'il est vain de vouloir éviter. Il n'y a pas de réponse logique ni rationnelle qui puisse rendre compte de cette mobilité incontrôlable. Les individus sont englobés dans un mouvement irrépressible et cette participation ne peut s'expliquer par le sens commun. Pour la plupart elle dépasse l'entendement. Envisager une « intelligence » permettant une adaptation constante avec cette alternance de progression et de régression suggère que des forces se conjuguent pour permettre à ce flux instable de se libérer et de favoriser une forme toujours plus complexe de la nature dont l'être humain fait partie intégrante. Les multiples facteurs de mouvements de vie s'articulent pour que les individus se développent d'une manière plus harmonieuse et s'actualisent dans une intense compréhension d'eux-mêmes et de leur environnement. Le bénéfice d'une conscience plus large et plus pertinente favorise la perception de l'émergence d'événements propices à cet épanouissement, et répond à la nécessité d'être. Il y a une tentative d'atteindre la tension juste pour maintenir l'équilibre essentiel à cette réalisation et participer à cette pulsion d'harmonisation. Avec une conscience de soi toujours plus subtile, les craintes se dissipent. Une ouverture sereine vers l'inconnu s'instaure et laisse place au courage qui permet de garder l'estime de soi. Reste à acquérir une acceptation de soi et du monde sans limites pour pouvoir affronter l'entropie qui participe autant que la croissance constructive à cette élévation.

Depuis quelque temps, les mots « empathie », « solidarité », « altruisme », « aide », « authenticité », « liberté » envahissent les articles de journaux, les revues spécialisées, le vocabulaire des journalistes, ou encore les émissions de télévision. Les expressions comme « écouter l'autre », « respecter la personne », « responsabiliser les gens », « reconnaissance de la subjectivité d'autrui », « prendre l'avis des personnes concernées » retentissent dans les entreprises, les structures médicales et administratives, les associations, les slogans publicitaires, les centres de recherche scientifique, et même, au sein des hémicycles politiques. Autant de preuves que les valeurs de l'Approche Centrée sur la Personne sont de plus en plus présentes dans la société. Il y a urgence à la prise de conscience. Rogers nous y invitait. En 1977, il disait : « *Bien que le présent soit sombre, notre culture est peut-être sur le point de faire un grand bond qui participe de l'évolution et de la révolution*[1]. » Aujourd'hui, ces mots résonnent avec l'actualité et rendent compte de la pertinence de sa démarche.

Rogers a apporté une contribution énorme à une nouvelle vision de l'homme, à une connaissance organismique de l'être. Il est resté fidèle à sa pensée, dans sa vie et dans sa pratique, comme en témoigne l'intégration des attitudes décrites dans son approche. Avec détermination, il a soutenu ses convictions en empruntant un chemin en dehors de toute convention. La dimension philosophique de l'Approche Centrée sur la Personne se vérifie sur plusieurs points. Parmi les principes qu'elle propose, il convient de retenir : le courage d'être soi et d'assumer ses décisions, la capacité d'être authentique en osant une parole vraie sans proposer de vérité. Prendre des risques en gardant la confiance malgré l'absence de but réel et dans l'incertitude de son propre devenir. C'est là une belle démonstration de la foi, véritable conviction intérieure issue de l'expérience directe, ni apprise ni imposée de l'extérieur. Les notions de « présence », « globalité », « intuition, « accueil de l'autre », « être en lien avec le monde dans un accord complexe » témoignent également d'une dimension spirituelle inhérente à l'approche. La spiritualité considérée comme une quête de l'esprit, de liberté et non comme un conformisme dogmatique. Une perspective de toucher l'expérience immédiate du réel, dépouillée de ses conditionnements. La subtilité d'une quête sans but déterminé.

---

1. Rogers C.R., *Un manifeste personnaliste, fondements d'une politique de la personne*, *op. cit.*

Être sans attente et sans représentation d'un état de plénitude idéal à atteindre, dans l'acceptation de ce qui est, une forme de contemplation où la curiosité se mêle à l'étonnement.

L'œuvre décisive de Rogers inspire et stimule. Sa richesse et sa puissance sont encore à explorer. Les qualités humaines qu'elle sous-tend prédisposent à une responsabilité active. Elle ouvre sur les possibles, sans contraindre l'homme à emprunter une direction toute tracée, le détournant de son vrai chemin et de sa réelle fonction. Dans cette perspective, le principe essentiel de l'individu est de continuer à avancer sans savoir vraiment vers quoi il se dirige, sans que cette façon d'agir le plonge dans une action plus ou moins frénétique dans le « vouloir comprendre », le « vouloir maîtriser », le « vouloir faire » au détriment d'un état de « laisser-aller », « laisser s'exprimer », un état d'« être ». L'acceptation de soi balaie l'obstination à vouloir tout contrôler et libère une énergie fertile et innovante. Une présence pénétrante maintient une fraîcheur d'esprit à chaque rencontre. Libre de poser un regard neuf sur les événements, l'individu reste disponible à l'inattendu et la nécessité d'être prend tout son sens en se déployant dans l'immédiateté tangible de la réalité.

Bibliographie

Baldwin M., « Entretien avec Carl Rogers sur l'utilisation du self en thérapie », *ACP-PR*, n° 10, La Queue-lez-Yvelines, 2009.

Benjamin J., *Les liens de l'amour*, Métailié, Paris, 1992.

Biermann-Ratjen E.-M., « On the development of the person in relationship », in *Person-Centered Therapy, A European Perspective*, Thorn, B. & Lambers, E. Sage publications, Londres, 2003.

Brunel M.-L. et Martigny C., « Les conceptions de l'empathie avant, pendant et après Rogers », *Carriérologie, revue francophone internationale*, vol. 9, n° 3, 2004.

Buber M., *Le Je et le Tu*, Beacon Press, New York, 1923.

Brodley B., citée par Barry Grant dans « La nécessité d'une justification éthique en psychothérapie : le cas particulier de la thérapie centrée sur la per-sonne », *ACP-PR*, n° 3, 2006.

Delacroix J.-M., « Le contre-transfert avec des patients borderline en institution psychiatrique », *L'Information Psychiatrique*, vol. 54, n° 10, décembre 1978.

De Peretti A.,
Présence de Carl Rogers, Érès, Ramonville-Saint-Agne, 1997.
« Carl Rogers ou les paradoxes de la présence », *Situations et Positions*.
Préface, dans *Groupe de Rencontres, Rogers*, Dunod, Paris, 1996.

Duval R., « Les fondements philosophiques de la pensée de Carl Rogers », *ACP-PR*, n° 8, La Queue-lez-Yvelines, 2008.

Freeth R., *Humanusing Psychiatry and Mental Health Care*, Radcliffe Publishing, Oxford, New York, 2007.

Grant B.,
« La nécessité d'une justification éthique en psychothérapie : le cas particulier de la thérapie centrée sur la personne », *ACP-PR*, n° 3, La Queue-lez-Yvelines, 2006.
« La psychothérapie centrée sur la personne, une rencontre de personne à personne », *ACP-PR*, n° 9, La Queue-lez-Yvelines, 2009.

Jaspers K., *Philosophie*, Springer, Paris. 1986.

Kierkegaard S. cité par Schmid P., « De la Connaissance la Reconnaissance », *Carriérologie, revue francophone internationale*, vol. 9, n° 3, 2004.

Kirschenbaum H., *The Life and Work of Carl Rogers*, PCCS Books, UK, 2007.

Lao Tseu, « La manière d'agir, c'est la manière d'être », 1961.

Mearns D. & Thorne B.,
« La pratique de la relation d'aide thérapeutique centrée sur la personne », *Mouvance*, n° 9, mars 1997.
Person-Centered Therapy Today, Sage Publications Ltd, 2002.

Murakami H., *Kafka sur le rivage*, 10/18, Paris, 2008.

Rogers C.R.,
Psychothérapies et relations humaines, théorie de la thérapie centrée la personne, ESF, Issy-les-Moulineaux, 2009.
L'Approche Centrée sur la Personne, Anthologie de textes présentés par Howard Kirschenbaum et Valerie Land Henderson, Randin, Lausanne, 2001.
Groupes de rencontre, Dunod, Paris, 1996.
« Carl Rogers par lui-même », *Le journal des psychologues*, n° 137, mai 1996.
A Way of Being, Houghton Mifflin Harcourt, New York, 1995.
La relation d'aide et la psychothérapie, ESF, Paris, 1994.
Liberté pour apprendre, Dunod, Paris, 1993.
The *Reader*, Houghton Mifflin Harcourt, Boston, New York, 1989.

Commentaires d'« Une contre-théorie du transfert » de John Shlien, *Person-centered Review*, vol. 2, n° 2, mai 1987.

Interview par Tony Hobbs, Dublin, 1985.

Un manifeste personnaliste, fondements d'une politique de la personne, Dunod, Paris, 1979, 1987 pour la dernière édition.

« Non-directivité », entretien avec Frédéric Gaussen. *Le Monde dimanche*, 1979.

Autobiographie, Épi, Paris, 1971.

Le développement de la personne, Dunod, Paris, 1968, 2005 pour la dernière édition.

The Therapeutic Relationship and its Impact: A Study of Psychology with Schizophrenics, University of Wisconsin Press, Madison, Wisconsin, 1967.

« Deux tendances différentes », *Psychologie existentielle*, Épi, Paris, 1965.

A Theory of Therapy, Personality, and Interpersonal Relationships, as developed *in The Client Centered Framework*, In Koch, Sigmund (ED.) *Psychology: The Study of a Science*, vol. III, Formulation of the person and the social context, New York, Mc Grover Hill, 1959.

Client-Centered Therapy, Houghton Mifflin Harcourt, Boston, 1951.

« The development of insight in a counseling relationship », Cleveland meeting, Ohio, USA, 1944.

« Some Newer Concepts of Psychotherapy », conférence donnée à l'université du Minnesota, 1940.

Rogers C.R. & Kinget M., (1962), *Psychothérapie et relations humaines*, vol. 1, Publications universitaires Louvain & Beatrice-Nauwelaerts, Paris, 1973.

Rogers C.R. & Russell D., *The Quiet Revolutionary*, Penmarin Books, Roseville, Californie, 2002.

Rogers C.R. & Stevens B., *Person to Person, The Problem of Being Human*, A Condor Book Souvenir Press Ltd, 1967.

Saint Arnaud Y., « La non-directivité », *ACP-PR*, n° 4, La Queue-lez-Yvelines, 2006.

Searles H., *Le contre-transfert*, Gallimard, Folio Essais, 2005.

Shlien J.,

« L'Approche Centrée sur la Personne dans son rapport avec la schizophrénie, première esquisse », *Psychotherapy of psychosis*, Basic Book, New York, 1961.

To Lead an Honorable Life, PCCS Books, Ross-on-Wye, U.K., 2003.

Schmid P.F.,

« La psychothérapie centrée sur la personne : une rencontre de personne à personne », *ACP-PR*, n° 9, La Queue-lez-Yvelines, 2009.

« Rencontrer une personne veut dire être tenu en éveil par une énigme », *Brennpunkt numéro spécial*, 1998.

Spinoza B., *Lettres sur le mal*, Éditions de l'Herne, Paris, 2009.

Thorne B.,

The mystical power of Person Centred Therapy, Brian Thorn Édition, Londres, 2002.

Comprendre Rogers, Privat, Toulouse, 1994.

Tripurarahasya, *La doctrine secrète de la déesse Tripura*, Arthème Fayard, Paris, 1979.

Xu Yun, *Ch'an and Zen Teaching*, York Beach Maine, 1993.